臨床看護師のための

授業
リフレクション

輝く明日の看護・指導をめざして

● ● ●

目 黒 悟
SATORU MEGURO

メヂカルフレンド社

はじめに

　本書は、臨床の場で日々看護や指導を実践している看護師の皆さんに向けて、私たちのリフレクションの基本的な考え方や方法を詳しく紹介したものです。

　幸いなことに、2010年の拙著『看護教育を拓く授業リフレクション』の上梓以来、私たちが提案してきた授業リフレクションは、看護教員や実習指導者を中心に広く取り組まれるようになってきました。病院や施設で新人看護師やスタッフへの教育の役割を担った皆さんはもちろんですが、日々患者と向き合うなかで、自分の行った看護の実践をリフレクションする看護師の皆さんも増えてきました。そうしたなか、多く聞かれるようになったのが、臨床の看護師向けのリフレクションの本を書いてほしいという希望です。

　そこで、『教えることの基本となるもの』（2016年刊）に次いで、今回上梓するのが、本書『臨床看護師のための授業リフレクション』です。

　多忙な看護の現実を思い浮かべたとき、私たちのリフレクションが一筋の光となって、それを経験した人たちに元気をもたらし、輝く明日の看護・指導へとつながっていくことを心からねがっています。

　本書の執筆にあたっては、長年、看護教員や臨床看護師の授業リフレクションに関する研究を共に推進してきた永井睦子先生に、今回も拙稿に目をとおしていただき貴重なご意見をいただきました。加えて、臨床の場で日々患者と向き合い、看護を実践している看護師さんたちには、リフレクションの貴重な資料を提供していただきました。皆さんにはこの場を借りてあらためて感謝したいと思います。そして、なかなか進まぬ執筆を辛抱強く待ってくださり、今回も編集の労をとってくださったメヂカルフレンド社の羽鹿敦雄さんに心より感謝いたします。

2019 年7月

目黒　悟

臨床看護師ための授業リフレクション
輝く明日の看護・指導をめざして

CONTENTS

第 1 章

実践家の学びと成長を支えるリフレクション
▶ リフレクションを始める前に ……………………………………… 1

1. 教育の場から臨床の場へ …………………………………… 2

2. 「看護」と「教育」の同形性 ………………………………… 6

3. 私たちが実践家であるということ ……………………… 13

4. 実践家の学びとは ……………………………………………… 17

5. リフレクションとは何をすることなのか ……………… 25

第 2 章

実践のなかで起きていることを確かめる
▶ リフレクションに取り組んでみよう ……………………… 31

1. リフレクションのさまざまな方法 ……………………… 32

2. カード構造化法によるリフレクション
　 〜自分のことばで自分の実践を語る〜 ……………… 37

3. イメージマップを使ったリフレクション
　 〜気軽に実践を振り返る〜 ……………………………… 52

4. 「再構成」によるリフレクション
　 〜その時その場でのかかわりを確かめる〜 ………… 61

5. 集団によるリフレクション
　 〜仲間と共に起きていることから学ぶ〜 …………… 71

| 第 **3** 章 |

リフレクションの正しい理解のために
▶ 私たちが大切にしたいこと …………………………………… **85**

1. リフレクションを支援するプロンプターのかかわり ……… 86

2. 私たちのリフレクションの特徴
 〜 reflection ということばを手かがりに〜 …………… 92

3. 「臨床の知」の深化とリフレクション ……………………… 99

| 第 **4** 章 |

輝く明日の看護・指導をめざして ……………… **103**

1. リフレクションの経験がもたらすもの ………………… 104

2. 実践家が元気になれる世の中にするために …………… 112

索引 …………………………………………………… 115

表紙・本文デザイン／ STUDIO DUNK

第 1 章

実践家の学びと
成長を支える
リフレクション

◆ リフレクションを始める前に

1-1

教育の場から臨床の場へ

▌授業リフレクションの広がり

　近年、看護の世界でも「リフレクション」ということばを目にしたり耳にしたりすることが多くなってきました。おそらく本書を手に取ってくださった読者の皆さんのなかにも、見聞きしたことがある、あるいはすでにリフレクションに取り組んだことがあるという方もいらっしゃるのではないでしょうか。

　けれども、本書で紹介するリフレクションは、それとは違うリフレクションかもしれません。本書の表題にも「授業リフレクション」とありますが、その呼び名からも想像できるように、私たちのリフレクションは、わが国の学校教育の世界で生まれ、独自に深化・発展してきたものだからです。つまり、昨今、看護師が身につけるべき能力やスキルとして、あるいは看護学生のうちから学習することが望ましいとされているような海外から輸入されたリフレクションとは明らかに性格の異なるものなのです。

　看護師の皆さんにとってはあまり馴染みのないことかもしれませんが、わが国の小学校や中学校の教員には、伝統的に自分の授業を同僚や他校の教員、教育委員会の指導主事や大学の教育研究者などに公開し、授業後、参観者と共に協議を行うことで授業改善を図っていく営みとして「授業研究」というものがあります。私たちがこの授業研究の方法として、最初に「授業リフレクション」を取り入れたのが1996年のことですから、早いもので20年以上が経つことになります。

2　第1章　実践家の学びと成長を支えるリフレクション

この間、リフレクションへの関心の高まりとともに、初等・中等教育関係者のみならず、全国各地の看護師養成機関の先生方や臨床の場で教育に携わっている看護師の皆さんからも、私たちの実践や研究に注目が集まるようになってきました。そして、2010年の拙著『看護教育を拓く授業リフレクション』[*1]の発刊をきっかけに、看護の世界における授業リフレクションは看護教員や実習指導者を中心にめざましい広がりをみせるようになり、今日に至っては、臨床の場でプリセプターや教育担当者、院内研修担当者など、さまざまな教育の役割を担った看護師さんたちが自分の行った指導場面や研修、日々の教育的なかかわりについてのリフレクションに取り組んでいます。また、看護管理者による自分自身のスタッフへのかかわりのリフレクション、さらに、新人看護師や中堅看護師、専門看護師による自分自身の看護実践のリフレクションなども行われるようになってきました（**図1**）。

　しかし、こうした広がりの一方で、全国各地の病院や施設、研修会場に足を運んでみると、「リフレクション」と聞いただけで「また反省をさせられるのか…」と憂鬱な気持ちになってしまう看護師の皆さんに出会うことがあります。どうやら、海外から輸入されたリフレクションがさまざまに形を変え、至る所で災いしているようです。

　そもそも、私たちが大切にしてきたリフレクションは、人に「反省」を無理強いするようなものではありません。看護や教育の別なく、自分の実践のなかで起きていることを振り返って確かめることで、得られた気づきを手がかりに、明日の看護や指導をよりよいものにしていくために行うものなのです。また、同時にそれは、看護を実践する人として、あるいは看護を教える人としての自分自身の学びや成長にもつながっています。

　そこで、本書『臨床看護師のための授業リフレクション』では、臨床の場で日々看護や指導を実践している看護師の皆さんに向けて、授業リフレクションの基本的な考え方やその方法を詳しく紹介できればと思っています。とはいえ、読者の皆さんのなかには、どうしても「授業」と

I　教育の場から臨床の場へ　　3

図1 授業リフレクションの広がり

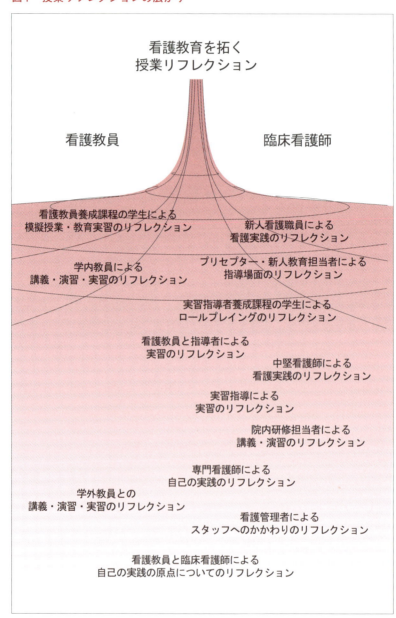

いうことばが身近に感じられないという方もいらっしゃるでしょうから、この本では「授業リフレクション」をあえて「リフレクション」と呼ぶことにしたいと思います。ですので、これ以降「リフレクション」と書いてあっても、特に説明がないかぎりは、私たちの「授業リフレクション」を指していると思っていただければ幸いです。

▍リフレクションを始める前に

　それでは、リフレクションを始める前に、この第1章ではリフレクションの基本的な考え方からお話ししていきたいと思います。

　ひょっとすると読者の皆さんのなかには、なぜ教育の場で生まれたリフレクションが臨床の場に受け入れられ、広く取り組まれるようになったかのか、また、それを行うことが、なぜ看護や指導をよりよいものにするだけでなく、看護師として、あるいは看護を教える人としての成長へとつながるのか、疑問に思われる方もいらっしゃるかもしれません。確かに臨床の場で看護の実践を積み重ねてきた皆さんにとっては、教育というのは慣れ親しんだ看護とは別世界の何か特別なものといった印象があるのもしかたのないことでしょう。

　けれども、20年以上にわたり看護の世界と教育の世界を行き来するなかで私が得た1つの確信は、「看護」と「教育」の同形性ということです。このことについては、拙著『教えることの基本となるもの』[*2]のなかで詳しくお話ししましたが、「看護」と「教育」の同形性というのは、端的にいえば、生身の人間と生身の人間が向き合い、互いにかかわり合うという意味で、患者と看護師の関係は、学ぶ人と教える人の関係と同形であるということです。そもそも「看護」にしろ「教育」にしろ、私たちが日々行っているのは「実践」であることに違いはないのです。

　ですから、リフレクションの正しい理解のためにも、まず最初に皆さんと、この「看護」と「教育」の同形性ということをきちんと分かち合っておければと思います。

Ⅰ　教育の場から臨床の場へ　　5

1-2

「看護」と「教育」の同形性

臨床看護の本質と教育的なかかわりの本質

　「看護」と「教育」が同形であるということの例は、枚挙にいとまがありません。たとえば、皆さんはアーネスティン・ウィーデンバックの『臨床看護の本質』[*3]を読んだことがあるでしょうか。

　私がこの本を読んだのは、ずいぶん以前のことですが、当時は看護教育にかかわるようになってまだ間もない頃でしたので、私の場合は、その本のなかに出てくる「看護婦」ということばを「教師」に、「患者」ということばを「子ども」に置き換えて読んでいました。すると、どのページを開いても、それまで私たちが大切に考えてきた「教育的なかかわり」や「授業」に通じることばかりで、目から鱗が落ちる思いでした。教育について書かれた本に違和感を感じることはしばしばでも、この『臨床看護の本質』には、まったくといっていいほど違和感を感じることはなかったのです。とりわけ、ウィーデンバックのいう「援助へのニード（need-for-help）」という考え方は衝撃でした。たとえば、次のような文章があります。

　「看護婦が看護婦であるゆえんは、そもそも看護婦の援助を必要としている患者の存在があるからである。そこでまず、患者と知り合うことから始めなければならない。患者を理解し、患者の〈援助へのニード〉（need-for-help）を理解することによって、看護婦の役割や、患者ケアにおける看護婦の責務はおのずから明らかになってくるであろう」[*4]。

　試しに皆さんも「看護婦」を「教える人」に、「患者」を新人やス

タッフ、学生などの「学習者」に、そして「患者ケア」を「教育的なかかわり」へと、それぞれ置き換えて読んでみてください。臨床看護の本質として書かれた文章が、そのまま教育的なかかわりの本質として書かれた文章として読めることに驚かれるのではないでしょうか。

　もちろん、「看護」と「教育」が同形であることの例は、こうした文献によるものだけではありません。皆さんも慣れ親しんだ「個別性」ということばに象徴されるように、「看護」が一人ひとりの患者の個別性を重視するように、「教育」では、新人やスタッフ、学生など、学習者一人ひとりの個別性を大切に考える必要があることもその1つです。それは同時に、「看護」にとって看護師一人ひとりの個別性も大切にされる必要があるのと同じように、「教育」にとっては教える人一人ひとりの個別性も大切であるということにも通じています。

　また、起きていること（実施）の確かめ（評価）から、「次に何をする必要があるか」「次はどうしていきたいか」（計画）が生まれ、それが次のかかわり（実施）へとつながっていくというように、目の前の患者に寄り添って看護を考え、実践を行うことと、目の前の新人やスタッフ、学生と向き合って指導を考え、実践していくことも共通です。

　そして、なかでも「相互性」と「一回性」は、看護師と患者とのかかわりの場だけでなく、教える人と学ぶ人とのかかわりの場にも通じる臨床的な特徴を端的に表すものだといえるでしょう。以下では、この「相互性」と「一回性」についてもう少し詳しく見ておきたいと思います。

「相互性」の場であるということ

　「看護」も「教育」も、自分と相手とのかかわりによって絶えず複雑に変化する「相互性」の場で成り立っていることに違いはありません。図2は、そうした「相互性」の場を表したものですが、この図の右側にいる看護師と左側にいる患者の関係は、そのまま教える人と学ぶ人の関係に置き換えても同じことがいえます。

図2　相互性の場

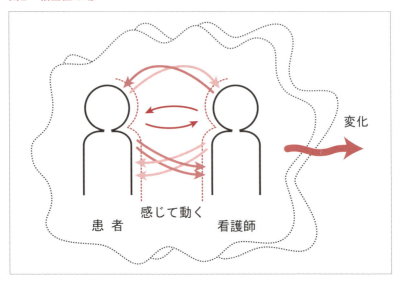

　人と人とが向き合ってかかわるということは、そこでの関係が「ことば」だけで成り立っているわけではないということです。このことは、看護師の皆さんであれば、すぐにうなずけるのではないかと思います。たとえば、ことばを発することができない状態にある患者と会話はできなくても、互いに思いを通わせることはできることを、皆さんは経験的に知っているのではないでしょうか。

　私たちの関係は、なにも「ことば」だけで相手とやり取りをして成り立っているわけではありません。私たちは、目の前の対象のからだ全体を絶えず自分自身のからだ全体で感じていて、同時に全身で相手にはたらき返しています。もちろん、相手もこちらを全身で感じていて、こちらに全身ではたらき返してくるのですから、人と人とが向き合ってかかわるということは、絶えず互いに相手を感じて動いているということなのです。そして、その関係は時間の経過とともに変化していきます。

　図2には一対一の関係しか示してありませんが、それは相手が複数になったとしても同様です。その人たちも互いに相手を感じながら動いて

いて、その全体をこちらも感じて動くということが起きますから、関係が複雑になることはあったとしても、人と人とが向き合ってかかわるということの本質に変わりはありません。

このような関係のことを私たちは「相互性」[5,6]と呼んでいますが、今日では、こうした関係が成り立っている場のことを「臨床の場」と呼ぶことが自然と受け入れられるようになってきています。

看護する－看護されるの関係も、教える－学ぶの関係も、この「相互性」の場で成り立っているという認識は、私たちが生身の人間と向き合ってかかわることを自らの専門とするかぎり、きわめて重要なものになってきます。それは、自分と相手との関係を、こちら側とあちら側というように、分けては考えにくい世界のなかに私たちの実践があるからだといってもよいでしょう。

たとえば、ずいぶん以前のことですが、授業研究のためにある特別支援学校に6年ほど通ったことがありました。その日も授業の参観があったのですが、スケジュールが立て込んでいて学校に着くのがぎりぎりになってしまいました。駐車場に車を停めて教室へと先を急ぐと、職員玄関から入ってすぐのところにコモンスペースがあって、そこに一人の車椅子の子どもと、付き添っている一人の教員の姿が目に入りました。一瞬、子どもと目が合うと、両手を広げて私を迎え入れるような動作をするので、「こんにちは」と言って近づくと、いきなり腰のあたりに抱きつかれてしまいました。このままでは授業の開始に遅れてしまいます。とっさにからだを引き離そうとすると、かえってしがみついてきます。教員が「ほら、離しなさい」と言うと、ぎゅっと、さらに腕に力が入るのがわかります。きっと行ってほしくないんだろうなと思っと、ふと、私自身のからだにも緊張があることに気づきました。そこで、早く腕を放させようと懸命になっている教員に「かまいませんよ」と言って、その子に身をゆだねることにしました。すると、次第に腕から力が抜けていくのが感じられ、満足したのか、ほどなくして解放してもらえました。

皆さんも日々の患者とのかかわりを振り返ってみてください。忙しく

て自分自身に余裕のないときの患者の反応はどうだったでしょうか。そのときの自分は患者の思いに寄り添うことができていたでしょうか。

　私たちが「相互性」の場を生きているということは、自分のかかわっている目の前の対象のところで起きていることの半分は自分自身がつくり出しているかもしれないということです。それは、新人やスタッフ、学生への指導場面であっても決して別ではないのです。

▌「一回性」の場であるということ

　もう1つ皆さんと分かち合っておきたいのは、看護も教育も、今、ここで、自分と相手に経験される「一回性」の場であるということです。

　「一回性」というのは、あまり聞き慣れないことばかもしれませんが、皆さんも看護について書かれたものを読んでいると、時折、「今、ここで」とか、「その時、その場で」といったフレーズに出会うことがあるのではないでしょうか。そういったフレーズが登場するということは、著者がその文脈のなかで「一回性」ということを強調したいからなのだと思います。

　私たちにとって、今、ここで起きていることが大切なのはいうまでもありません。しかし、そこで起きていることをあとになってどんなに後悔しても、時間を戻してもう一度やり直すことができないのが、この「一回性」ということばの重みなのだと思います。皆さんも「今だったらあの患者さんに、もっとこんなケアができるのに」と思うことがあるかもしれません。しかし、あのときに戻って患者と再会し、ケアをやり直すことなど誰にもできないことはいうまでもないでしょう。

　このように看護が「一回性」の場であるということは、私たちの実践が、物作りの世界とは決定的に異なる理由だといってもよいでしょう。

　物作りの世界であれば、製造工程を経てできあがった製品に、万が一欠陥が見つかれば、工程に遡って原因をつきとめ、そこを改善することで次からは欠陥のない製品が作れるようになります。

図3　物作りの世界と私たちの実践の世界

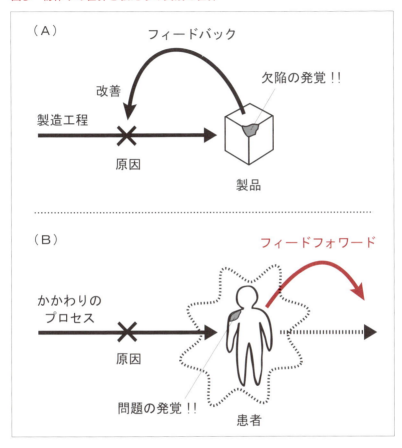

　つまり、**図3A**に示したように、欠陥の発覚という結果から、そこに至る工程へとフィードバックを行うことで、原因となった部分を改善し、問題を解決することができるということです。

　しかし、私たちの実践の相手は、あくまでも生身の人間ですから、物作りの世界のようにフィードバックはききません。

　たとえば、**図3B**のように、あなたが日々かかわってきた患者に、今日になって新たな問題が発覚したとしたらどうでしょう。「昨日まで何

2　「看護」と「教育」の同形性　11

ともなかったのに…」「いったいどうしてこんなことになってしまったんだろう」と思って、これまでの患者へのかかわりを振り返ってみるということをするかもしれません。ところが、そうして振り返りを行ってみると、思いがけず自分のかかわりに原因があったことが明らかになってしまうようなケースもあるかもしれません。物作りの世界と私たちの実践の違いはここです。原因が特定できたからといっても、そこを直すことによって、今、ここで患者に起きている問題を解決することはできません。誰も時間を戻して過去をやり直すことはできないのです。

　ですから、このような「一回性」の場を生きる私たちにとっては、今、ここで起きていることをきちんと確かめて、それを手がかりに、次にどうしていくかということがとても重要になってきます。それが図3Bのなかで、未来に向かって伸びるような矢印で示してある部分です。私たちはこの矢印の部分を、フィードバックに対して、「フィードフォワード」[7,8]と呼んでいます。

　こうしたことは、対象を患者から、新人やスタッフ、学生に置き換えてみても同じです。私たちの教育的なかかわりも「一回性」の場にほかなりませんから、「もっとこう教えておけばよかった」「あのとき注意しておけばこうはならなかったのに」などと後悔しても、時間を戻して指導をやり直すことはできません。今、ここで起きていることを手がかりに次にどうするかという「フィードフォワード」が常に大切になるということなのです。

　ここまで「相互性」と「一回性」を中心に、「看護」と「教育」の同形性について見てきました。いかがでしょう。皆さんが慣れ親しんできた看護の世界と、教育の世界が大きく重なり合っていることを感じていただくことはできたでしょうか。このことの理解が、次のところでお話しする、私たちが「実践家」であることの理解にもつながってきます。

1-3

私たちが実践家であるということ

「実践」ということばに託す意味

　「看護」と「教育」が同じ形をしているということは、私たちの営みが、患者や新人、スタッフ、学生といった対象の違いはあったとしても、生身の人間と生身の人間が向き合い、かかわりのなかでなにがしかのことをなしうる「実践」にほかならないからです。

　私はこのような「実践」を自らの専門にした人たちを、看護師や教師の区別なく、「実践家」と呼んでいます。

　読者の皆さんのなかには「実践家」ということばが耳慣れないという方も少なくないかもしれません。けれども、自分自身が日々目の前の患者とかかわって行っている看護を「実践」と呼ぶことには、特に違和感はないのではないでしょうか。ひょっとすると普段は何気なく使っているのかもしれませんが、その「実践」ということばを、この機会に少し重みをもったものとして味わってみてほしいと思います。

　すでに「一回性」について見たように、私がこの「実践」ということばに託す意味は、それを仕事として専門にした人は、物を作ったり売ったりする仕事を専門にした人たちとは、基本的に立っている場所が違う、そもそも生きている世界が違うということです。

　いうまでもないことですが、私たちの対象が「物」ではなく「生身の人間」であるということは、常に対象が変化しながら動いているということです。もちろん、対象にかかわる私たちも「生身の人間」ですから、「実践」というのは、変化しながら動いている生身の人間同士の間で生

み出されていくものだといえるでしょう。

したがって、「実践」はマニュアルには馴染みません。対象に個別性があるように、私たちにも個別性があるのは当然ですから、対象に合った看護・対象に合った指導を大切にしようとすれば、試行錯誤は欠かせないからです。

また、「実践」の善し悪しを、あらかじめ用意したスケールに照らして評価するのにも無理があります。そもそも「実践」は、決まりきった目標やゴールに向かってなされる「業務」とは異なります。あくまでも「実践のよさ」とは、その時その場の対象とのかかわりのなかで、常に「よりよさ」として追究され続けるものだからです。

ですから、こうした「実践」を自らの仕事として専門にするということは、自分自身がその実践を切り拓き、絶えず実践を創造していく主体であるということを意味します。そこで、かねてから私は、看護師や教師の区別なく、自らが主体となって「実践」を切り拓き、創造していく人たちを、尊敬を込めて「実践家」と呼ぶようにしてきたのです。

実践家の世界

これまでのお話で、皆さんが「実践家」であることの理由については、ご理解いただけたでしょうか。

なかには、「話はわかったけれど、自分のことを実践家というのはちょっとね」と、照れくさく感じている方もいらっしゃるかもしれません。けれども、「物」を扱う仕事と違って、「生身の人間」とかかわることを専門にする私たちは、胸の奥には常に「自分は実践家なんだ！」という自負をもっていてほしいものです。

日々対象と向き合い、対象とのかかわりのなかで生まれる私たちの「実践」は、容易に答えが1つに決まるようなものではありません。大学の研究室にこもって「看護とは何か」「教育とは何か」などと悠長なことを考えていられるような人たちや、現場から遠く離れたところで

「看護のあり方」や「教育のあり方」を云々しているような人たちにとっては、はかりしれないどろどろの世界かもしれないのです。むしろ、生身の人間とかかわるややこしさ・やっかいさ、あるいは試行錯誤の連続は、スマートに「実践」などと表現するよりも、日々汗まみれになって行う「格闘」と呼んだほうがしっくりくる感じがしないでもありません。しかし、私はそうした、どろどろになって日々対象と格闘している看護師や看護を教える人の姿にこそ、"実践家の格好よさ"、"実践の尊さ"があると真面目に思っています。

ところが、昨今はこの"実践家の格好よさ"、"実践の尊さ"が軽視される傾向にあるように感じます。たとえば、目標管理のように、「物」にかかわる生産・流通・販売の分野で一定の成果を収めた手法やシステムを、実践家の世界にそのままあてはめることに違和感のある人も少なくないのではないでしょうか。物を作ったり売ったりする世界の管理の手法が実践家の世界に幅をきかせるようになって、なかには、看護管理者研修などに「看護管理」を学びに行ったはずの受講者が、実践家の魂をどこかに置き忘れて、すっかり「病院管理」の頭になって職場に帰ってくるといった嘆かわしい現状も広がっているようです。

これまでもお話ししてきたように、そもそも物を作ったり売ったりすることを仕事にした人たちの世界と、実践家の世界は根本的に違うのです。ですからなおのこと、この機会に読者の皆さんには、ぜひ自分自身が「実践家」であるということに誇りをもっていただけたらと思います。

実践家にとっての元気の源とは

それでは、「実践家」の皆さんにとっての元気の源とは何でしょうか。もちろん、給料や休暇は多いにこしたことはないとは思います。子どもの成長や家族をあげる人もいるでしょう。けれども、そういったことであれば、物を作ったり売ったりすることを仕事にした人たちも同じかもしれません。ここで皆さんに思い起こしてほしいのは、この仕事を専門

にした自分自身のやり甲斐、なぜ頑張れるのか、なぜ続けてこられたのか、そういった理由にあたる部分です。

　このようなことを尋ねられると、学生やまだ経験の浅い看護師であれば、「患者さんに『ありがとう』と言われること」などと答えるかもしれません。もちろん、お礼を言われたら嬉しいでしょうし、励みにもなるでしょう。けれども、対象はお礼を言えるような状況にある患者ばかりとはかぎりませんから、そもそもお礼を言ってもらうために看護をしているのではないことは、いうまでもないことでしょう。

　「実践家」にとって、自分自身の「実践」を駆動する原動力の源となっているのは、それがどれほど些細なことであったとしても、今、ここでの対象へのかかわりが「看護になっているな」といった実感や、「あっ、今、新人は看護を学んでいるんだな」といった手応えの得られる瞬間なのではないかと思います。もちろん、対象の切実な状況と向き合って生まれる「なんとかよくなってほしい」もそうでしょうし、かかわりのなかで感じた違和感や不全感を手がかりに「じゃあ、今度はこうしてみよう」も、自分をさらなる「実践」へと突き動かす大事な原動力だと思います。そうして試行錯誤を繰り返すなかで、「よし！」と思える瞬間にめぐり会えたとしたら、「実践家」にとってこれに勝る喜びはないでしょう。それは、「この仕事を続けてきてよかった」「もう少し続けてもいいかも」と心から思える瞬間かもしれません。

　こうした「実践」のリアリティーは、あくまでも対象との「相互性」の関係のなかで一人ひとりの「実践家」に経験されているものです。つまり、「効率」や「成果」を過度に求められたり、「管理」や「研究」という名のもとに、このような対象とのかけがえのない経験をバラバラにして扱うことを求められたりすると、とたんに「実践家」は元気を失ってしまうということなのです。

　これらのことを踏まえたうえで、次のところでは、「実践家」の学びの特徴を整理することで、私たちがリフレクションを必要とするわけについてもお話ししたいと思います。

16　第Ⅰ章　実践家の学びと成長を支えるリフレクション

1-4

実践家の学びとは

自分の実践に学ぶということ

　では、看護師や看護を教える人に共通する「実践家の学び」とはどのようなものなのでしょうか。このことを考えるうえでは、ナイチンゲールの次のことばが示唆に富んでいます。

　「自分のことを『私はいまや「完全」なそして「熟練」した看護婦であって、学ぶべきことはすべて学び終えた』と思っているような女性は、《看護婦とは何か》をまったく理解していない人であり、また《これからも》絶対に理解することはないでしょう。彼女はすでに退歩して《しまっている》のです。うぬぼれと看護とが、ひとりの人間の中に同居することはできません。それは真新しい布ぎれで古い着物につぎ当てができないのと同じことです。優れた看護婦は何年仕事をつづけていても『私は毎日何かを学んでいます』と言うものなのです」[*9]。

　皆さんはこのことばに触れてどのような感想をもたれたでしょうか。これは、1872年5月にロンドンで書かれたものですが、ナイチンゲールは今もなお変わることのない本質を言い当てているのだと思います。きっと皆さんの多くも、今に通じる大事なことを言われているように感じられたのではないでしょうか。

　看護師が学び続ける必要があるという意味では、確かに看護や医療を取り巻く状況はめまぐるしく変化していきます。看護師である以上は、絶えず自分自身のアンテナを高く張り巡らして、「療養上の世話」や「診療の補助」についての知識や技術を更新していく必要があることは、

誰もが頷けるのではないかと思います。また、看護を教える立場であれ
ば、嘘を教えるわけにはいきませんから、自分自身の知識や技術の確認
も含めて、こうした学習は欠かせません。さらに、クリニカルラダーも
そうですし、将来、認定看護師や専門看護師、特定行為に係わる看護師、
看護管理者を目指すなど、自己のキャリア開発といった意味でも看護師
として学び続けることは、さまざまな機会を通じて奨励されています。

　しかし、このような学びは、なにも「実践家」に特有のものではあり
ません。分野によって必要となる学習内容や研修の仕組み、資格認定制
度などに違いはあるにせよ、自己の専門性を維持・向上させていくため
に絶えず学び続けることの必要は、物を作ったり売ったりすることを自
らの専門にした人たちにとっても共通だからです。

　ここでもう一度、ナイチンゲールのことばに耳を傾けてみてください。
ナイチンゲールが「私は毎日何かを学んでいます」と言うときの学びと
は、どのような意味での学びなのでしょうか。彼女が生きた時代には、
クリニカルラダーや認定看護師の制度などはありませんから、少なくと
もそれが今日的な意味でのキャリア開発や、さまざまな分野の専門家に
も共通する学びのことでないのは明らかです。

　これまでも触れてきたように、皆さんが日々かかわっている目の前の
対象には「個別性」があって、一人ひとりみんな違うのは当然です。で
すから、素朴にあらためてこれまでの看護の経験を振り返ってみれば、
患者から学ばせてもらっていることが、ことのほか大きいことに自然と
思い至るのではないでしょうか。すなわち"目の前の患者とのかかわり
に学ぶ"、"自分の行った看護に学ぶ"、それが「私は毎日何かを学んで
います」と言うときの「学び」の本当の意味であったはずなのです。

　こうした「学び」の大切さについても、「看護」と「教育」は同形で
す。"目の前の学習者とのかかわりに学ぶ"、"自分の行った指導に学ぶ"
と言い換えてみれば、すぐにわかるのではないかと思います。つまり、
看護師や看護を教える人に共通する「実践家の学び」とは、端的に言え
ば"自分の実践に学ぶ"ということにほかならないのです。

18　第 I 章　実践家の学びと成長を支えるリフレクション

実践家の学びの特徴

これまでのお話で、実践家にとって"自分の実践に学ぶ"ということが大切であることがご理解いただけたでしょうか。ここからは、そうした実践家の学びの特徴を次の3つに整理しておきたいと思います。

・答えは自分の実践のなかにある
・自分のもっている枠組みを問い直す
・「臨床の知」の獲得

なぜなら、この3つこそが自分自身の看護や指導をよりよいものにするのと同時に、看護師として、看護を教える人として、自分自身の成長と分かちがたい関係にあるからです。

▶▶ 答えは自分の実践のなかにある

「実践」がマニュアルには馴染みにくいこと、「実践のよさ」が、対象とのかかわりのなかで常に「よりよさ」として追究されるものであることは、すでにお話ししました（p.14）。しかも、対象には一人ひとり「個別性」があるわけですから、いくらハウツー本を紐解いても、自分の実践をよりよいものにするための答えがそう簡単に見つかるわけではありません。むしろ、生身の人間と生身の人間が向き合い、かかわりのなかでなにがしかのことをなしうる「実践」の場では、答え（手がかり）は、自分の実践の外にではなく、自分の実践のなかにあると考えるほうが自然なことなのです。

自分の看護場面や指導場面のなかでは、いったいどんなことが起きていたのでしょうか。そこでの患者や新人、スタッフ、学生の反応はどのようなものだったのでしょうか。表情、視線、しぐさ、行動、発言、声

4 実践家の学びとは **19**

のトーン、からだのあらわし・あらわれなど、それらは看護師として、看護を教える人としての自分自身にどのように感じられていたのでしょうか。手応えや気がかりなど、自分自身の実感も含めて、そうした事実の1つひとつから出発することが、目の前の患者に合った看護、目の前の新人やスタッフ、学生に合った指導を行うためにはとても大切です。

つまり、対象と自分とのかかわりのなかで何が起きているのかを確かめ、そこで得た気づきや発見を手がかりに、次のかかわりへと、今後の実践へと絶えず連鎖させていくということ——。それは、先に見た「フィードフォワード」（p.12）の考え方にも大いに通じるものだといえるでしょう。このような、今、ここでの「事実」と「実感」に基づいた学びが、自分自身の実践をよりよいもにすることへと具体的に結びついていくのです。

▶▶自分のもっている枠組みを問い直す

ここでいう「枠組み」とは、簡単にいえば、経験や学習をとおして獲得される自分なりのものの見方や考え方、感じ方のことです。

身長や、子どもから大人へのからだの変化といった「生き物」としてのヒトの成長に対して、「人間的な意味」での成長というのは、自分自身の枠組みを獲得していく過程であるといっても過言ではありません。ですから、看護師や看護を教える人としての成長というのは、自分なりに看護や教育についての専門的な枠組みを獲得していく過程であるといってもよいでしょう。この意味で、皆さんが学生時代から自分のなかに育てていく「看護観」も自分の枠組みの一部にほかなりませんし、同様に「教育観」と呼ばれるものも、看護を教える人としての自分の枠組みを形づくるものなのです。

日頃、私たちはこのような自分自身の枠組みをとおして、物事を判断したり対象を理解したりしているわけですが、一方で、看護師として、看護を教える人として経験を重ねるということは、知らず知らずのうち

図4　蛇に睨まれた蛙

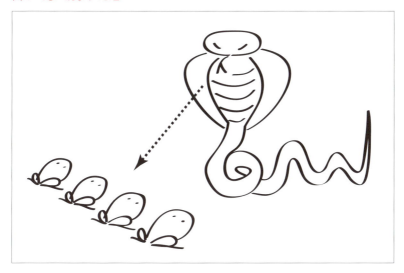

に枠組みを固定化させてしまい、対象を見る見方や、看護や教育についての考え方を凝り固まったものにしてしまうという危険性と絶えず背中合わせです。決めつけ・思い込み・先入観などといったものは、その典型でしょう。

　たとえば、新人看護師に対して「まったくも〜！　これだから今どきの1年生はだめなのよ！」と、いつも苛立っている先輩看護師の姿を思い浮かべてみてください。しかし、この先輩看護師と新人看護師の関係は、**図4**のようになっているのかもしれません。つまり、この先輩看護師の前では、新人看護師たちが「蛇に睨まれた蛙」のような状態になっているということです。

　私たちが「相互性」の場を生きているということはすでに詳しくお話しました（p.7）。この"コブラナース"のケースでは、「これだから今どきの1年生はだめなのよ！」などと先輩看護師は思っていますが、なぜ、新人看護師たちがそんなふうに思われてしまうような状況になっているのかというと、先輩看護師の醸し出すあまりの威圧感に恐れおのの

いて、すっかり萎縮してしまっているからなのです。ところが、この先輩看護師には、自分自身の存在自体が、新人看護師たちを身動きできなくさせてしまっていることへの自覚はまったくないのです。自分の見ている新人看護師たちの姿は、自分自身がつくり出しているのにもかかわらず、その姿は自分の枠組みをとおしてしか見えていません。「今どきの1年生はこういうものなんだ」という決めつけ・思い込み・先入観が邪魔して、新人看護師たちに対する自分自身の影響の大きさに気づくことができずにいるのです。

このように、互いに相手を感じて動いている「相互性」の場では、新人にかぎらず、患者やスタッフ、学生など、自分の目の前の対象を自分自身がつくり出している可能性も十分にあるわけですから、時には、自分がどのような枠組みをとおして対象を見ているのか、自分のもっている枠組み自体を問い直してみる機会をもつことがとても重要です。

ある意味、自分の枠組みが凝り固まってしまうということは、そこで自分自身の成長も止まってしまうということです。自分の枠組みを確かめてみて、もし気になるようなら「次からはもう少し別の角度から見るようにしてみよう」といったように、自分の枠組みをもっと柔軟にしたり、別のものにつくり変えたりする努力が開始できるとしたら、その人はいくつになっても、みずみずしく成長していくことができるということです。あるいは、もし「自分の枠組みはこれでよかったんだ」と心から思えるならば、それは自信へとつながるわけですから、これからは「実践家」としての自分を信頼して前に進んでいけばよいのです。

いずれにせよ、対象を見る見方や、看護や教育についての考え方など、自分のもっているさまざまな枠組みを問い直す機会をもつことは、実践家としての成長にとどまらず、人間的な意味での自分自身の成長にとっても欠かせないものです。また、こうした学びは、看護師として、あるいは看護を教える人として、経験を積めば積むほど、よりいっそう重要性を増してくるといってもよいでしょう。

▶▶「臨床の知」の獲得

そもそも、実践のなかで生きて働く「知恵」や「技」の多くは、一般化された知識や技術として、テキストや訓練によって獲得されるというよりは、臨床の場において、目の前の対象とのかかわりのなかで培われ、看護師や看護を教える人の身体に獲得されていく「臨床の知」[*10]という性格をもってます。

ところが、こうした「臨床の知」というのは、無理なく自然と対象の気持ちをつかんだり、状況に即したとっさの判断や対応を可能にしたりというように、対象とのかかわりのなかに体現されるものなので、日常的に意識されることはほとんどありません。つまり、ことばや記号によって説明したり、試験のために暗記したりできるような知識とは違って、「臨床の知」は、あれとかこれとか、簡単にことばで指し示したり、表したりすることが困難な知、いわば「暗黙知」[*11]だということです。

たとえば、ケアの終わった直後の看護師に、「どうしてあの患者さんの微妙な変化に気がつかれたんですか」「患者さんのどんなところから、そのようなケアが必要であると判断して、実際に行われたんでしょうか」などと尋ねたとしましょう。ところが、返ってくるのは「えっ、私、何か特別なことをしましたっけ？」「当たり前のことをしただけじゃないでしょうか」などといった答えだけかもしれません。

けれども、その「当たり前のこと」を当たり前のようにできること自体が、「臨床の知」の特徴をよく表しているといえるでしょう。目の前の対象とのかかわりをとおして発揮され、「実践」を創り出していくうえで不可欠な知恵や技であるにもかかわらず、本人にもなかなか意識されにくいのが「臨床の知」にほかならないのです。そのため、患者に合わせた細やかな看護を日々実践していても、それがなかなか自信へとつながらない看護師も少なくないのです。

このように、「臨床の知」は実践家の専門性の基盤となるものですが、ただやみくもに経験を積み重ねるだけで、「臨床の知」が誰にでも身に

つくわけでもないと思います。日々実践を行い続けている看護師や看護を教える人にとって、看護や指導を行うことへの「慣れ」は、パターン化やマンネリズムに陥る危険性を常にはらんでいるからです。

ですから、自分の行った看護や指導場面のなかで、自分にできていることを確かめ、「臨床の知」として自らに身体化している看護や教育についての「知恵」や「技」を自覚化するということは、確実に「自信」へとつながり、その後の対象とのかかわりをとおして培われる「臨床の知」をより豊かなものにしてくれるのだといえるでしょう。

こうしたことから、ここで「臨床の知」の獲得といったときの「獲得」には二重の意味があることになります。つまり、1つ目は対象とかかわるなかで自分自身の身体に身につけられていくという意味での「獲得」。もう1つは、対象とかかわるなかで自分自身にできていることとして自覚されるという意味での「獲得」です。看護師や看護を教える人の学びとしてここで大切にしたいのが、この後者の意味での「臨床の知」の獲得なのです。

ここまで、実践家の学びの特徴として、「答えは自分の実践のなかにある」「自分のもっている枠組みを問い直す」「『臨床の知』の獲得」の3つについて詳しく見てきましたが、"自分の実践に学ぶ"ということがどのようなことなのか、理解を深めていただくことはできたでしょうか。ここに、私たちがリフレクションを必要とするわけがあります。つまり、看護師や看護を教える人が自らの実践の探究をとおして、このような実践家としての学びや成長を豊かに経験できるように支援していくのが、私たちのリフレクションなのです。

では、具体的にリフレクションとは何をすることなのか、次のところで詳しくお話ししましょう。

1-5

リフレクションとは
何をすることなのか

　巷では、リフレクションについてさまざまなことがいわれていますが、海外の研究者によって提案されたモデルを翻訳して、実践家の思考過程にそのままあてはめようとするものだったり、そのための手続きにしても、対象者の作文能力に依存したり、不必要に複雑だったりするものが目立ちます。これに対して、私たちのリフレクションが大切にしてきたのは、端的にいって次の3つです。

> ・実践のなかで起きていることを振り返って確かめる
> ・自分のことばで自分の実践を語る
> ・実践のなかでの経験を自分で意味づける

　リフレクションを始める前に、以下では、この3つについて詳しくお話ししておきたいと思います。

実践のなかで起きていることを振り返って確かめる

　本章の冒頭でも触れたように、近年では、リフレクションを看護師が身につけるべき能力やスキルとして位置づけて、それをいかに学生時代から学習させるかといった議論さえありますが、それが結果として、スタッフや学生に対して、リフレクションと称した反省の無理強いや不足の指摘が横行するような由々しき事態を引き起こしています。
　しかし、私たちのリフレクションは、あくまでも自分の実践を探究していくための方法ですし、何をすることなのかといえば「実践のなかで

図5　実践家の学びと成長を支えるリフレクション

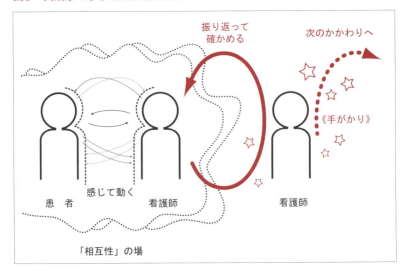

起きていることを振り返って確かめる」、この一言に尽きると思います。つまり、リフレクションとはいわゆる能力やスキルの議論ではなく、起きたことの確かめを「するか／しないか」という自分自身の意志決定と実践にかかわる問題だということです。

けれども、リフレクションを「する」ことで、他者からの指摘による「後ろ向きの反省」ではなく、看護師や看護を教える人が自分の看護や指導場面のなかから手がかりを得て、もっと元気に「前向きに」自分の実践をよりよいものにしていこうと思えるようになれたら、これほど素晴らしいことはありません。考えてもみてください。あなたが患者なら、毎日、余裕なく決められたことをただこなすようにしている看護師と、自分の思いに寄り添い、明るく優しく細やかにかかわってくれる看護師と、どちらのケアを受けたいか。看護の質もおのずから異なってくるのは、いうまでもないことでしょう。

図5は、私たちが大切にしてきたリフレクションの営みを表したものです。この図をご覧になっていただければ、自分と相手とのかかわりの

なかで起きていることを振り返って確かめてみることで、自分のなかに起きる気づきや発見を手がかりに、次のかかわりへと臨んでいく様子がわかるのではないかと思います。とりわけ、この「振り返って確かめる」というところを支援するのが、私たちのリフレクションなのです。

　互いに相手を感じて動いている「相互性」の場では、今、ここでの患者と看護師のかかわりが大切なことはいうまでもありませんが、そこでのかかわりはリアルタイムで変化していくものですし、次のかかわりへと、今後の実践へと連続するものでもあります。先に実践家の学びの特徴の1つとして「答えは自分の実践のなかにある」ということをあげましたが、そこで起きていることを「振り返って確かめる」ことで、得られた気づきや発見を「手がかり」に、次のかかわりへと、あるいは今後の実践へとフィードフォワードしていくことは、自分の看護をよりよいものにしていくために不可欠なことなのです。

　このようなリフレクションが、看護師だけでなく看護を教える人にとっても大切になるのはもちろんです。自分の担当した研修会や普段行っている指導場面のなかで何が起きているのか、振り返って確かめることで得られる気づきや発見は、次の指導や今後の教育的なかかわりへとつながる大事な手がかりとなるものです。ですから、目の前の患者に寄り添って看護を考え、実践されてきた皆さんにとっては、目の前の新人やスタッフ、学生と向き合って指導を考え、実践していくために、ここでお話ししたようなリフレクションがいかに大切になるか、容易にイメージしていただけるのではないかと思います。

自分のことばで自分の実践を語る

　実践のなかで起きていることを振り返って確かめるためには、「自分のことばで自分の実践を語る」ことが欠かせません。

　実践は目の前の対象との「相互性」の関係によって成り立っているわけですから、そこで「起きていること」のすべては、看護師である自分

との「かかわりのなか」で起きています。早合点な人は、「起きていること＝誰の目にも明らかな客観的事実」と勘違いされるかもしれませんが、ここで大切にしてほしいのは、あくまでも自分と目の前の患者とのかかわりのなかで「起きていること＝自分に経験された事実」を振り返って確かめるということなのです。

ですから、自分の行った実践を説明するためにことばを選んだり、探したりする必要はありません。素朴にあるがままに「自分のことば」で実践を語ってみればよいのです。つまり、そこで語られた「自分のことば」こそが、実践のなかで「自分に経験された事実」がどのようなものだったのかを確かめる際の「もと」となるものだからです。

体裁のよい借り物のことばで、いくら上手に実践を説明できたとしても、それはあくまでも「説明」や自分の行った実践についての「解説」にすぎません。「経験」はそれを自分のことばで表してみることで、自分に見えていたことやいなかったこと、自分がしていることやしてしまっていること、今の自分にわかっていることといないことなどを、はっきりさせることができます。つまり、このような「自分に経験された事実」の自覚化が、自分の実践をよりよいものにしていくうえでの重要な手がかりとなっていくだけではなく、看護師として、看護を教える人としての自分自身の成長にもつながっていくのです。

この意味で、リフレクションとは、そうした自分自身の「語り」と「自覚化」を支援するための方法であるともいえるでしょう。

 実践のなかでの経験を自分で意味づける

「経験」とは、その人にとってかけがえのないものであると同時に、他人には取って代わることのできないその人自身のものです。まして誰かが勝手に操作したり、意味づけたりできるものではありませんし、それは倫理的にもしてはいけないことです。ですから、リフレクションを行うなかで大切にしてほしいのが、実践のなかでの経験を誰かに勝手に

意味づけられてしまうのではなく、自分で意味づけるということです。

　多忙な日常のなかでは、自分の行った看護を振り返る間もなく、次のやらねばならないことへと向かわざるをえないのが皆さんの現実ではないでしょうか。患者や家族とのかかわりに、一瞬、引っかかりやしっくりいかない感じを覚えることがあったとしても、その場かぎりで流れていってしまうことも多いでしょうし、「自分の看護はこれでよかったのか」「もっと別のかかわりがあったのではないか」ともやもやすることがあったとしても、その思いがどこからくるのか確かめる機会もないまま、今に至っているということも少なくないのではないかと思います。

　「実践のなかでの経験を自分で意味づける」ということは、このような日々の実践のなかでの経験を振り返り、そこでどのようなことが起きているのかをていねいに確かめてみることで、自分のなかの「引っかかり」や「しっくりいかない感じ」、「もやもや」がどこからきているのか、経験の意味を明らかにしていくことでもあるのです。

　たとえば、漠然とした「しっくりいかない感じ」の意味が明らかになることで、今後の看護をよりよいものにしていくための具体的な手がかりが明確になるかもしれません。なかには、自分の行った看護の印象ががらりと変わってしまうこともあるでしょう。あるいは、自分がこれまで「看護」というものをどのようにとらえていたのか、自分自身の看護観や枠組みに気づくということもあるかもしれません。このように「実践のなかでの経験を自分で意味づける」ということは、実践のなかで起きていることへの「気づき」を、今後に向けての「手がかり」に変えることだといってもよいでしょう。

　そもそも、学ぶということの本質は自らの経験の意味づけにほかなりません。日々、「引っかかり」や「もやもや」を残しつつ看護師として、さらに、新人やスタッフ、学生への教育の役割を担っている人も少なくないのではないでしょうか。時には立ち止まって、リフレクションに取り組む機会をもってもらえたらと思います。

引用・参考文献

＊1　目黒悟：看護教育を拓く授業リフレクション；教える人の学びと成長，メヂカルフレンド社，2010.

＊2　目黒悟：教えることの基本となるもの；「看護」と「教育」の同形性，メヂカルフレンド社，2016.

＊3　アーネスティン・ウィーデンバック著，外口玉子，池田明子訳：改訳第2版　臨床看護の本質；患者援助の技術，現代社，1984.

＊4　前掲書＊3，p.15.

＊5　藤岡完治：関わることへの意志；教育の根源，国土社，2000，p.92-93.

＊6　目黒悟：看護教育を創る授業デザイン；教えることの基本となるもの，メヂカルフレンド社，2011，p.8-17.

＊7　前掲書＊5，p.157-158.

＊8　藤岡完治：授業をデザインする．成長する教師；教師学への誘い，金子書房，1998，p.21-22.

＊9　フローレンス・ナイチンゲール著，湯槇ます監修，薄井坦子，他編訳：看護婦と見習生への書簡(I)．ナイチンゲール著作集，第三巻，現代社，1977，p.263-264.

＊10　前掲書＊5，p.84-96.

＊11　マイケル・ポラニー著，佐藤敬三訳，伊東俊太郎序著：暗黙知の次元；言語から非言語へ，紀伊國屋書店，1980.

▶ 第 **2** 章

実践のなかで
起きていることを
確かめる

◆ リフレクションに取り組んでみよう

2-1

リフレクションの
さまざまな方法

▌ リフレクションにもいろいろある!?

　第1章では、リフレクションの基本的な考え方として、私たちが大切にしてきた「看護」と「教育」に共通する実践のとらえ方や実践家の学びの特徴、リフレクションとは何をすることなのかについて詳しくお話ししてきました。では、実際にどのように取り組んだらよいのか、この第2章では、リフレクションの方法を具体的に取り上げたいと思います。

　最初に34ページの**表**を見てください。これは、拙著『看護教育を拓く授業リフレクション』で紹介した8つの方法[*1]に、「イメージマップを使ったリフレクション」と「再構成によるリフレクション」の2つを加え、臨床版として書き改めてみたものです。

　いずれも私たちが独自に開発したり、既存のものを現場でより使いやすいように応用したりしたもので、これまでに数多くの実践をとおして洗練され、その有用性が確かめられてきたものばかりです。

　ちなみに、表のなかにたびたび登場する「プロンプター」というのは、リフレクションを行う人の語りを促進する「聞き手」のことです。前章でお話ししたように私たちのリフレクションは、「自分のことばで自分の実践を語る」ということを大切にしています。ですから、どの方法を用いるにしても、この「プロンプター」のかかわりを重視するのが、私たちのリフレクションの大きな特徴であるといってもよいでしょう。「プロンプター」のかかわりについては、方法とは切り離すことができない関係にあるので、いずれまた詳しくお話ししたいと思います。

32　第2章　実践のなかで起きていることを確かめる

「考え方」と「方法」は一体のもの

　表をご覧になって、こんなにいろいろな方法があるのかと思われた方もいらっしゃるかもしれませんが、前章で触れたように、これら以外にも、いろいろな人が、さまざまな方法を提案しています。

　けれども、その人たちと私たちが大切にしていることが必ずしも同じではないので、それらを用いることが、そのまま実践家の学びと成長を支えるリフレクションにつながるわけではありません。まして最近では、研修後の振り返りや感想の記述、実習後のカンファレンスなど、あえてリフレクションと呼ばなくてもよいようなことまでがリフレクションと称されることもあるようですから、リフレクションということばの誤用や乱用には目に余るものがあります。看護学生にリフレクションをさせるなどというのは、誤用の典型だといってもよいでしょう。

　ですから、そもそも実践や実践家の学びの特徴をどのようにとらえるか、リフレクションとは何をすることなのかなど、基本となる「考え方」と具体的な「方法」が一体となって、初めて私たちのいうリフレクションが成り立つということなのです。この意味では、私たちのリフレクションも、考えなしにただ方法だけをなぞってみても仕方がないということです。

　ところで、私と看護教育のかかわりは、1996年から神奈川県立看護教育大学校（現・神奈川県立保健福祉大学実践教育センター）の看護教員養成課程で授業を担当するようになったのが最初です。偶然ですが、小・中学校の先生方と一緒に、授業研究の方法としてリフレクションに取り組むようになったのも1996年ですから、看護教育とのかかわりと同じだけの歳月、リフレクションにかかわってきたことになるわけです。

　この間、学校教育と看護教育の別なく、現場の先生方や教員養成課程の学生さんたち、あるいは臨床の実習指導者さんや看護師さんたちと、数え切れないほどたくさんのリフレクションを行ってきました。そして、

リフレクションのさまざまな方法　33

表　リフレクションの種類と方法；臨床版

名　称	方　法
ビデオを使った リフレクション[*2]	ビデオを見る前に、自分のなかに残っている印象や対象者の具体的な姿、自分と対象者とのかかわりなどを思い出せるだけプロンプターに話す。次にビデオを見ながらそのつど、感じたこと・気づいたことをプロンプターに話す。視聴後、ビデオを見る前と後での印象に違いがあるのか、さらに、次のかかわりに向けての方針などについて、思いつくままプロンプターに話す。
カード構造化法	全体の印象を1枚のカードに表現する（印象カード）。次に対象者とのかかわりのなかで感じたことや考えたこと、気づいたことなどを、カードに1枚1項目で書き落とす。書き終えたカードを二分法で分類し、それぞれに見出し語を付け、カードがこれ以上分けられなくなるまでこの作業を繰り返す。こうしてできた見出し語を、印象カードの下に次元をそろえてツリー状に展開させ、完成したツリー図をもとにプロンプターと考察を行う。
リフレクションシート[*3]	対象者とのかかわりの前に「自分のねがい・目標」「当初Plan」を記入する。かかわりが終了したあとに、「See（見取ったこと）」「修正Plan（考え直したこと）」「Do（実際に行ったこと）」をかかわりの流れに沿って記入する。次にこのシートをもとにプロンプターと共に振り返りを行う。その際、新たな発見や気づきがあればシートに追加記入を行う。
学びの履歴シート[*4]	毎回、対象者（研修受講者など）に気づいたこと・感じたことを、シートに自由に記入させる。研修終了後、このシートを読み返し、各回ごとに、その時の対象者の様子と考え合わせながら、読み取ったことを記入する。記入が済んだら、あらためて「自分が読み取ったこと」を時系列で読み返し、振り返りを行う。
「日記調」形式による実践報告[*5]	日付を付し、時系列に沿って実践の経緯を記述する。次に経緯の記述を読み返し、そこで起きていたことや対象者が経験していたこと、さらに自分がしようとしていたことは何だったのか、あるいは実際にやっていたことは何だったのかなど、一連の実践を振り返って見えてきたことを記述する。

対話によるリフレクション	全体の印象をなるべく一言で表し、その印象がどこからきているのかをプロンプターに話す。次に時間経過に沿ってかかわりのなかで起きていたことを思い出せる範囲でプロンプターに話す。プロンプターによって板書（あるいはノートに記録）された語りをもとに、あらためて全体を振り返り、その印象や次のかかわりに向けての方針などについて、思いつくままプロンプターに話す。
集団によるリフレクション	当事者・参加者それぞれが、自分のなかで何が起きていたのか、自分自身に経験された事実をなるべく時間経過に沿って白紙の紙に書き出す（セルフリフレクション）。全体の場では、この紙をもとに、各自に経験された事実を出し合い、交流することで、互いに経験された「違い」や「ズレ」を明らかにし、当事者の振り返りを支援する。
「参加者用振り返りシート」を使った集団によるリフレクション[6]	集団によるリフレクションに先だって、参加者は自分自身に経験された「事実」と「解釈・感想」をシートに書き分ける。全体の場では、「事実」の欄を中心に、そこから離れないように発言することで、互いに経験された「違い」や「ズレ」を明らかにし、当事者の振り返りを支援する。
イメージマップを使ったリフレクション	かかわりを振り返って最初に思い浮かんだことを一言で表し、そこから思い浮かんだこと、さらに思い浮かんだこと…というように枝を伸ばして書き出していく。もうこれ以上思い浮かばなくなったら、再び最初の一言に戻って、そこから思い浮かんだことを枝を伸ばして書き出していく。これを繰り返してイメージマップができあがったら、プロンプターと共に振り返りを行う。そして、新たな発見や気づきがあればイメージマップに追加記入を行う。
「再構成」によるリフレクション	かかわりの場面を振り返り、場面の説明、対象者の概要、この場面を取り上げた理由および「私が知覚したこと」「私が感じたり思ったりしたこと」「私が言ったり行ったりしたこと」を時間の流れに沿って記入する。次にこのシートをもとに、プロンプターと場面を共有し再構成する。一通りシートの確認が終わったら、この場面を通して感じたこと・気づいたことなどをプロンプターに話す。

(目黒悟：看護教育を拓く授業リフレクション；教える人の学びと成長，メヂカルフレンド社，2010，p.21より一部改編)

リフレクションのさまざまな方法　35

そうした実践の積み重ねをとおして、実践家の学びと成長を支えるリフレクションの考え方も次第に明確になってきましたし、その方法としてのリフレクションもより実践的に使いやすいものへと進化してきました。つまり、私たちのリフレクションは、よくあるように、どこかの人が考えた理論をうやうやしくもってきて、現場の実践に無理矢理あてはめようとしたものではなく、あくまでも実践の只中で、理論的にも方法論的にも鍛え上げられてきたものなのです。

　もちろん、このことは今でも現在進行形ですから、**表**に紹介した方法以外にも、日々現場の先生方や看護師の皆さんとのかかわりをとおして、これからも新たな方法が生まれてくる可能性が十分にあるわけです。

臨床看護師のためのリフレクション

　表1に紹介した10の方法は、それぞれに特徴があって、どれも甲乙つけがたいものです。用途や使う人との相性もあるでしょうから、自分に合ったものが見つけられるといいと思います。

　ちなみに、普段私のかかわっている小・中学校の先生方とリフレクションを行うときには、「対話によるリフレクション」や「ビデオを使ったリフレクション」などを用いることが多いように思います。一方、看護教育では、「カード構造化法」と「リフレクションシート」、そして「集団によるリフレクション」の3つがよく用いられています。学内での講義や演習だけでなく、臨地実習も含めて、たくさんの実践が積み上げられつつありますし、学会発表までされている実践も多数あるほどです。また、とりわけ「カード構造化法」に関しては、臨床で教育に携わっている看護師の皆さんによる実践も増えてきました。

　そこで本書では、10の方法のなかから、とくに臨床看護師の皆さんにお勧めの「カード構造化法」「イメージマップを使ったリフレクション」「『再構成』によるリフレクション」「集団によるリフレクション」の4つを取り上げ、詳しく紹介したいと思います。

2-2

カード構造化法によるリフレクション
～自分のことばで自分の実践を語る～

カード構造化法とは

　カード構造化法はリフレクションの方法の一つで、臨床看護師の皆さんにとっては、自分の看護実践を「自分のことば」で語ることをとおして、自分の実践がどのような構造になっていたのかを明らかにするとともに、自分の看護を見る見方や考え方など、自分のもっているさまざまな枠組みに気づくことを可能にする方法です。

　患者への日々の看護をよりよいものにしたいというのは、誰もがねがうところでしょう。しかし、自分の実践の欠点を他者から指摘を受けて反省するといった、これまでのやり方では、自分が実践のなかで得ている実感から離れてしまい、指摘が改善につながるというよりは、やる気を失ってしまうこともしばしばでした。

　ですから、皆さんにぜひ大切にしてほしいのは、自分が行った実践を素朴に振り返り、そこでの経験をあるがままに自分のことばで語ることをとおして、目の前の患者と自分とのかかわりのなかで起きていたことを確かめ、気づきを得て学んでいけるようなリフレクションです。

　この意味で、「自分のことばで自分の実践を語る」ということに主眼を置いたカード構造化法は、そうしたリフレクションを可能にする優れた方法の一つだといえるでしょう。

　もともとカード構造化法は、井上・藤岡[7,8]によって開発されたものですが、ここで紹介するのは目黒ら[9]が中心になって学校現場でより使いやすいようにアレンジしたものです。拙著『看護教育を拓く授業リフ

2　カード構造化法によるリフレクション　37

レクション』のなかで紹介した[*10]こともあり、看護教員や実習指導者などを中心に広く取り組まれるようになりましたが、近年では臨床でも数多くの実践が行われています。

そこで本書では、臨床看護師の皆さん向けに、この方法を詳しく紹介したいと思います。

カード構造化法の手順

図1に示したように、カード構造化法によるリフレクションは、個人で行う「ツリー図の作成」と、それを用いて後述するプロンプターと共に行う「考察」の2つの段階に分けられます。

それぞれにかかる時間には、慣れや個人差もありますが、「ツリー図の作成」が30分程度、「考察」で30分～1時間程度とみてください。この2つの段階は続けて行うのが望ましいのですが、時間があまりない場合はカードの記入だけを済ませておいて、後から「ツリー図の作成」を行ってもよいでしょう。また、「ツリー図の作成」までを一区切りとし、後日「考察」から再開することも可能です。

「ツリー図の作成」では、作業スペースとして、大きめの紙が広げられて、周囲にカードや筆記用具などを置けるくらいの広さが必要になります。また、「考察」は、完成したツリー図をプロンプターと並んで見られるだけのスペースが必要となります。

事前に準備する物は、次のとおりです。

- カード（名刺大の厚紙：30枚程度）
- ラベル（付せん紙：75mm×14mmのものが使いやすい）
- 大きめの紙（A2程度：A3の紙2枚を合わせた大きさ）
- のり
- 筆記用具、ラインマーカー数色

図1　カード構造化法によるリフレクション

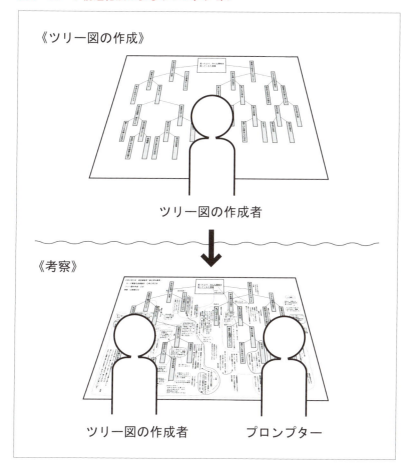

　それでは、「ツリー図の作成」から「考察」の進め方までを順番に説明していくことにしましょう。

　まず最初に、リフレクションの対象にする実践（あるいは場面）を決めてください。最近かかわった患者への一連の看護でも、ずっと気になっていた患者とのかかわりでもかまいません。役割によっては、自分の担当した研修や指導場面でもよいので1つ選んでください。

ツリー図の作成

(1) 印象カードを書く

リフレクションの対象にする実践（あるいは場面）を決めたら、1枚のカードに全体の印象を、単語あるいは単文で表現して書きます。「全体の印象を一言で表せば…」と考えて、あまり難しく考えすぎずに最初に思い浮かんだことばをそのままカードに書きましょう。

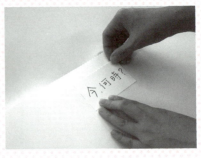

書き終えたら、「大きめの紙」の一番上・中央に貼ります。

(2) 関連カードを書く

印象カードに表現した実践（あるいは場面）のなかで、感じたこと・考えたことを、1枚1項目で、思いつくままにすべてカードに書き出します。

このときに大事なことは、自分の感じたこと・考えたことを取捨選択せず、単語あるいは単文で、素直に書き表すこと

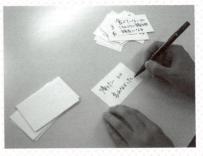

です。人に見せるためのカードではないので、「これで伝わるかな？」などと気にする必要はありません。自分さえわかる表現でよいので、難しく考えずにポンポン書き出してください。枚数は何枚になってもかまいません。

(3) 関連カードの整理

書き出したカードを読み返して、1枚1項目になっているか確認します。もし、1枚のカードに2つ以上の内容が書かれていたら、新しいカードに分けて書き直してください。また、読み返していて、書き忘れていたことや新たに思いついたことがあったら、カードを書き足します。

(4) 関連カードの分類

すべての「関連カード」を裏返しにしてよく混ぜたあと、ひとまとめにして手に持ちます。そして、1枚ずつ上から順に見ながら、「似ている／似ていない」「一緒にする／しない」といった単なる類似の度合いで2つの山に分けます。

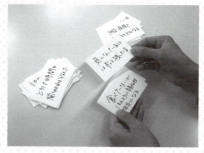

あらかじめ基準となる観点を用意して、それに沿って振り分けるようなことはしません。"直感"を大事にして分けましょう。

(5) ラベリング

分け終わったら今度は付せん紙を使い、それぞれのカードの山に対して、その山を一言で表すような「ラベル（見出し語・タイトル）」を付けます。

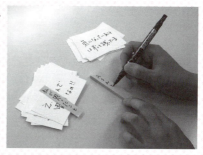

ここでは、その山に分類されたカードを見返して、その山全体から受ける"印象"や"感触"を大事にします。なるべく自分にしっくりくる表現が見つけられるとよいでしょう。

(6) ラベルと関連カードの配置

(5)で得られた「ラベル」を、「印象カード」の左右、やや下に、高さをそろえて貼り付けます。

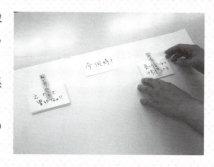

このとき、関連カードとラベルの関係がわからなくなるのを防ぐために、貼り付けたラベルの下にそれぞれのカードの山を置いておくようにします。

（7）上記（4）〜（6）までの繰り返し

こうして分けられた一方の山に対して上記（4）〜（6）までの作業を行います。そして、それによってできた2つの山の一方に対して、再び（4）〜（6）までの作業を行い、さらにそれによってできた2つの山の一方に対して再び…、というようにこれ以上分けられなくなるまで同様の作業を続けます（**図2A**）。

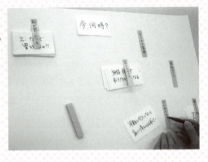

なお、ここからのラベルを貼る場所は、常に直前のラベルの下になります。

（8）まだ作業を行っていない山に対して、上記（4）〜（6）までの作業を繰り返す

片方の山が最後までいったら、まだ分け終わっていない山に戻るわけですが（**図2B**）、このときも必ず「これ以上分けられない」と思うまではその山だけに作業を行ってください。

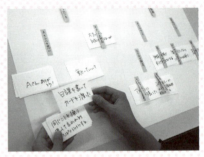

図2　作業の繰り返し

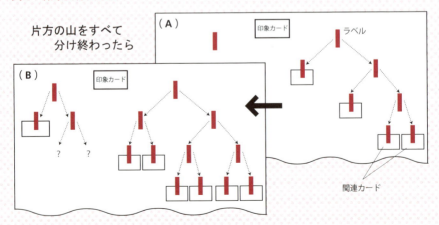

42　第2章　実践のなかで起きていることを確かめる

(9) ツリー図の完成

すべてのカードを分け終わったら、次のような順番でツリー図を仕上げます。

① 関連カードがどのラベルに分類されたカードか、後でわかるように、対応するラベルとカードに同じ番号（またはアルファベット）を振っておくようにします。
② 番号を振り終わったら関連カードを片付けて、ラベルの整頓をします。1段目、2段目、3段目……というように、ラベルの高さをそろえ、左右の間隔も後で書き込みが入るので、なるべく窮屈なところがないように調整します。
③ ラベルの整頓ができたら、印象カードを出発点に、ラベルが分かれていった順番に線で結びます。
④ 最後に、ラベルがめくれ上がらないように、すべてのラベルをしっかりとのり付けしたら、ツリー図は完成です（**図3**）。

図3　完成したツリー図

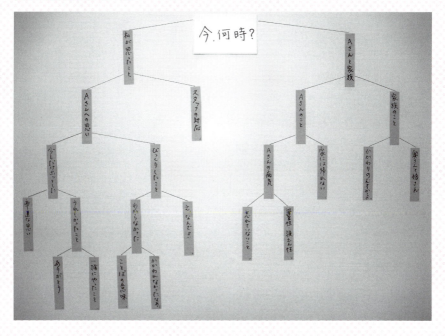

考察の進め方

「考察」は、プロンプター（聞き手）と共に行います。ツリー図の作成者は、プロンプターの助けを借りて、ツリー図上に現れたことばを手がかりに、さらに自分のことばで実践を語っていきます。

(1) 印象カードやラベルに現れたことばを、プロンプターに説明する

まず印象カードの説明から始め、次にラベルに現れたことばの説明へと移ります。ラベルの説明はツリーの上から下へと順番にたどっていくようにします。

印象カードについては、どのような思いからそのことばになったのか、背景も含めてプロンプターに説明してください。

また、ラベルはあくまでも関連カードの山に対して付けたものですから、なぜそのようなことばにしたのか、すべてのラベルについて、1つひとつていねいに説明していきます。番号が付いているラベルのところで、もしその意味がわからなくなってしまった場合には、関連カードを参照してもよいでしょう。

プロンプターはまず、印象カードのことばについて「これってどういうこと？」と作成者にたずね、話し始めるきっかけをつくったり、どのようなところからきた印象なのかを具体的に聞いたりして、語られたことばを印象カードのそばに書き込んでいきます。

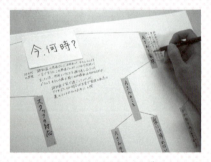

印象カードについての説明が終わったら、ラベルは上から順に必ず2つに分岐しているので、そのつど「どっちからいきますか？」と声をかけて、話しやすいほうから説明してもらいます。ここで語られたことばも、該当するラベルのそばに書き込んでいきます。書き込みにあたっては、解釈を交えたり、言い換えたりせずに、語られたことばをそのまま記入するようにしましょう。

作成者の説明を聞いていて、イメージしにくいところやもっと知りたいことがあった場合は、「もう少し具体的に言うと？」「どうしてそう思ったのかな？」などと積極的に質問してください。もちろん、そうして語られたことばもすべて書き込んでいきます。

　上から下まで順番に説明が終わったら、まだ聞いていないラベルに戻って説明をしてもらいます。

（2）印象カードやラベルについて十分に説明できたか確認する

　印象カードとすべてのラベルの説明が終わったら、ツリー図全体を眺めてみて、言い忘れていたことや、付け足しなどがあれば補足説明を行います。

　プロンプターは、「すべてのラベルについて一通り話してもらいましたが、何かいい足りなかったことや、思い出したことがあったら話してください」「だいたい全部話せた感じですか？」などと声をかけて、もし新たに語られたことばがあれば、それも書き込んでいきます。

（3）ラベルやツリー図上の書き込みに現れたことばの関係を見る

　作成者は（2）までで十分に話を聞いてもらい、プロンプターも十分に話が聞けたことで、お互いに満足してしまうことがありますが、今後に向けての手がかりや自分自身の実践の構造を明確にしていくためには、ここで再度ツリー図全体を見返して、ラベルやプロンプターによって書き込まれたことばの関係を見ていくことが大切になります。

　以下に示したのは、関係を見ていく際の順番です。

①ラベルや書き込まれたことばから、似ている内容のところをラインマーカーで囲み、見つけられるだけグループをつくります。
②それぞれのグループに、その意味を表すような名前を考えて書き込みます。
③グループ同士の関連を見つけ、線（因果関係→、相互関係⇄、相似＝、背反＞-＜、など）でつなぎます。
④印象カードと一番強く結びついているところを見つけ、矢印でつなぎます。

2　カード構造化法によるリフレクション　　45

プロンプターは、ラベルやツリー図上の書き込みをもとに、グループ化できそうな部分や関係のありそうな箇所を見つけ出し、「このへんとこのへんは同じようなことが出てきてるんだと思うけど、どうかな？」「こことここは関係ありそうかな？」などと言って、作成者に考え

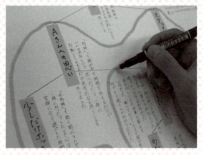

てもらうようにします。グループをつくるときには、数色のラインマーカーを使い分けてもらうといいでしょう。

　また、グループに名前を付けるときには、抽象度が上がりすぎないように、なるべく具体的な表現にしてもらってください。

（4）考察の終了

　関連を見終わったら、どんなことが確かめられたのか、感じたこと・気づいたことも含めて、ツリー図の余白に日付を入れて書き留めておきます（**図4**）。

図4　考察を終えたツリー図

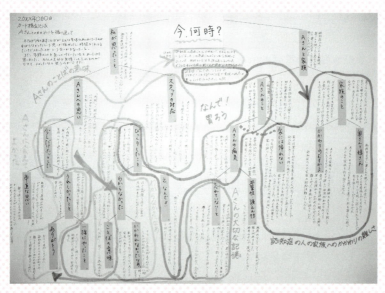

プロンプターのかかわり

　私たちは、カード構造化法にかぎらず、リフレクションを行う人の語りを促進する「聞き手」のことを「プロンプター」と呼んでいます。

　プロンプターは、リフレクションを行う人の語りにじっと耳を傾け、わからない点については質問し、返ってきたことばに再び耳を傾けるということを繰り返しながら、その人に経験された実践がどのようなものであったのかを了解しようとします。この点が、いわゆる指導者や助言者とプロンプターが異なるところであり、こうしたプロンプターのかかわりが、リフレクションを行う人にとっては自分自身に経験された実践の自覚化をもたらすことにつながっていくのです。

　以下に示したのは、カード構造化法において、ツリー図の「考察」にプロンプターとしてかかわる際の留意点です。

> **プロンプターとしての留意点**
> ・書かれているラベルを尊重する
> ・無理に語らせず、聞き役に徹する
> ・自分の考えや思いを押しつけたり、自分の望む答えを引き出すような操作的質問や誘導尋問にならないようにする
> ・本人が自問自答する場をつくる

　一見、難しそうに感じられるかもしれませんが、ここで大事になるのは、皆さんが臨床で患者さんにかかわるときと同じように、相手の経験や思いを「知りたい・わかりたい」という気持ちです。

　ですから、看護師モードのスイッチをONにすれば、読者の皆さんはすぐにプロンプターになれると思います。リフレクションを行う人が安心して自分のことばで実践を語り、そこで起きていたことを自分で振り返って確かめていけるように寄り添っていくことを心がけてください。

カード構造化法の活用

　ここまで、カード構造化法の手順とプロンプターのかかわりについて、詳しく説明してきました。

　カード構造化法は、「自分のことば」を大切にしてリフレクションを行うところに大きな特徴があります。「自分のことば」といっても作文の能力が求められるわけではなく、単語でも片言でも、思いついたことをそのままカードに書き出していけばよいだけですし、カードの分類も"直感"で行えばよいので、誰でも取り組みやすいと思います。また、こうしてできあがったツリー図をもとに行う考察も、プロンプターに話を聞いてもらうかたちで進められるので構える必要はありません。

　日々の看護実践はもちろん、役割によっては、新人やスタッフへの教育的なかかわりや自分の担当した研修など、応用範囲も広く、「自分のことば」を手がかりにするため、リフレクションの対象とする実践から日が経ってしまっていてもあまり影響を受けないという特徴もあります。ですから、たとえば、以前からずっと気になっていた実践をリフレクションしたり、看護師として、あるいはプリセプターや教育担当者としての1年間をリフレクションしたりすることもできます。

　以下では、もう少しカード構造化法の活用について、お話ししておきたいと思います。

▶▶何について印象カードを書くか!?

　カード構造化法の応用範囲が広いということは、何について印象カードを書くのかで、さまざまな実践のリフレクションが可能になるということです。すでにお話ししたように印象カードは、リフレクションの対象にする実践（あるいは場面）の「全体の印象を一言で表せば…」と考えて、最初に思い浮かんだことばをそのまま書けばよいので、これから

リフレクションを行う際の参考として、看護師の皆さん向けの例をいくつか紹介しておきたいと思います。

・「受け持ち患者さんとのかかわり」を振り返って
・「患者・家族とのかかわり」を振り返って
・「亡くなった患者さんとのかかわり」を振り返って
・「チームカンファレンス」を振り返って
・「ケースカンファレンス」を振り返って
・「心に残った患者さんとのかかわり」を振り返って
・「ずっと気になっていた患者さんとのかかわり」を振り返って
・「新人看護師としての1年間」を振り返って

－全体の印象を一言で表せば…

このほかにも、プリセプター・教育担当者など、自分自身の役割に応じてリフレクションを行う場合には、次のような例も参考になるのではないかと思います。

・「4月から今日までの新人とのかかわり」を振り返って
・「4月から今日までのスタッフとのかかわり」を振り返って
・「新人看護師への指導場面」を振り返って
・「病棟スタッフへの指導場面」を振り返って
・「新人やプリセプターへのかかわり」を振り返って
・「○○研修会（or○○学習会)」を振り返って
・「○○委員会（or○○チーム）の活動」を振り返って
・「プリセプターとしての1年間」を振り返って
・「教育担当者としての1年間」を振り返って
・「看護管理者としての1年間」を振り返って

－全体の印象を一言で表せば…

ちなみに、看護学生に行った実習指導をリフレクションするのであれば、とくに場面は限定せずに、「1クール全体を振り返って印象を一言で表せば…」と考えたらよいでしょう。

　このように、何について印象カードを書くかによって、さまざまな実践のリフレクションができるわけですが、「うまくいかなかった○○」とか「失敗したなと思っている○○」のように、はじめからネガティブな印象を誘導してしまうような限定のかけ方は好ましくありません。これでは、せっかくのリフレクションも反省に終始してしまい、新たな気づきや発見も生まれにくくなってしまうからです。

▶▶学生にはやらせない！

　研修会の場で実際にカード構造化法の演習に取り組んでもらうことも多いのですが、時折、「帰ったらぜひこれを看護学生にやらせてみたい！」とよこしまな気持ちを起こす人がいて困っています。

　カード構造化法は、自分の見方・考え方といった、自分のもっているさまざまな枠組みを確かめるという特徴があるので、まだ自分の枠組みをつくっている最中の学生にこの方法を用いるのには無理があります。仮にやってもらったとしても、ツリー図に結果として表れてくるのは、その学生のもっている枠組みというよりは、指導者や教員から教わったこと（借り物）がそのまま現れてくる可能性が高いと思います。それにもかかわらず、もし、指導者や教員がその結果を見て喜んでいるようなら、自分が見たいものを学生のツリー図に見ているだけだといってもよいでしょう。

　思い出してください。第1章で「実践家の学びの特徴」について詳しくお話ししたように、リフレクションとは、あくまでも看護師や看護を教える人が、自らの実践の探究をとおして、実践家としての学びや成長を豊かに経験できるように支援していくものなのです（p.24）。おそらく、カード構造化法を学生にやらせようと考える人は、このことを忘れ

てしまっているのでしょう。学生がまだ実践家になる前の段階にいるのはいうまでもありません。ですから、看護実践のリフレクションを勧めるのは、早くても看護師になって1年くらい経ったタイミングにするのがよいと思います。自分の実践を探究するには、自分なりに看護の経験をある程度積んだうえでこそ、リフレクションする意味があると考えるからです。

▶▶自分の変化や成長を知るために

　カード構造化法によるリフレクションに取り組んだあとは、考察を終えたツリー図を大切に保管しておくとよいでしょう。

　もし、またカード構造化法を行う機会があったら、新たにできたツリー図と過去のツリー図と見比べてみてください。自分のなかで何が変わっていて、何が変わっていないのか、自分自身の変化や成長を知ることができるかもしれないからです。あるいは、自分のなかで一貫して変わらない大切なもの、たとえば、看護観や教育観などが確かめられるということもあるかもしれません。

　考察の済んだツリー図には、自分の実践の"今"であるとか、自分の見方・考え方の"今"が表れていますから、それらを記録に"残す"というのもツリー図の大切な役割なのです。

　多忙な日常のなかでは、やらねばならないことに忙殺されて、リフレクションをとおしてせっかくの気づきや発見が得られたとしても、流されてしまうということがあるかもしれません。そんなときも、記録に残ってさえいれば、それを自分で見返すことで、気づいたことや発見したことを意識して次の実践に臨むことができるでしょう。

2-3

イメージマップを使ったリフレクション
～気軽に実践を振り返る～

■ イメージマップとは

　リフレクションについての理解が進み、全国各地で実践が積み重なるにつれ、より短時間で実施可能なリフレクションの方法を求める声も寄せられるようになってきました。そこで開発したのが、「イメージマップを使ったリフレクション」[11,12]です。

　「イメージマップ」とは、もともと1970年代後半に大阪大学の水越研究室で、子どもたちの映像視聴能力を測定・評価する道具として開発されたものです[13]。中心となるキーワードから連想したことを短いことばで書き出し、キーワードについてどんなイメージをもっているのかを簡単に明らかにできることから広く知られるようになりました。方法には、いくつかバリエーションがありますが、「自由度の高さ」という観点から、ここでは藤岡によって紹介された方法[14]を基本にしています。

　イメージマップを使ったリフレクションの開発にあたっては、看護教育の世界では、2010年から実践を積み重ねてきた経緯があり、その一部はすでに学会発表[15]もなされています。臨床で忙しい看護師の皆さんが、日頃の看護実践をリフレクションしたり、看護学生の実習指導を行っている指導者の皆さんが、看護教員と一緒に実習指導をリフレクションしたりするときも、比較的短時間で行うことができるので、すでにこの方法に取り組まれたことがある方も少なくないのではないでしょうか。

52　第2章　実践のなかで起きていることを確かめる

ここでは、より多くの皆さんに取り組んでいただくために、イメージマップを使ったリフレクションの方法を紹介していきたいと思います。

イメージマップを使った授業リフレクションの進め方

　イメージマップを使ったリフレクションの流れと、かかる時間の目安は、**図5**に示したとおりです。

図5　イメージマップを使ったリフレクションの流れ

（1）イメージマップの作成……10〜15分

↓

（2）リ　フ　レ　ク　シ　ョ　ン……10〜15分

↓

（3）イメージマップの確認……5〜10分

　この図からも、イメージマップを使ったリフレクションが「より短時間で実施しやすいように」工夫されたものであることを知っていただけるのではないかと思います。

　〔1〕のイメージマップの作成は、個人で行いますが、かかる時間は10〜15分程度です。プロンプター（聞き手）と共に行う〔2〕リフレクションも10〜15分程度、再び個人で行う〔3〕イメージマップの確認も5〜10分程度ですから、トータルで25〜40分、1時間もあれば十分にゆとりをもって取り組むことができます。

　また、〔1〕〜〔3〕までを通しで行う時間が確保できなくても、イメージマップを作成しておけば、リフレクションは後日行うことも可能ですし、さらにイメージマップの確認も、日を改めて行うこともできるので、多忙な日常のなかでも取り組みやすいのではないかと思います。

　それでは、以降ではこの流れに沿って、イメージマップを使ったリフレクションの進め方を詳しく説明します。

3　イメージマップを使ったリフレクション　　53

〔1〕イメージマップの作成

　イメージマップの作成にあたっては、A4程度の大きさの紙に、ワークシートを用意します（**図6**）。

　はじめに、中央の楕円のなかにリフレクションの対象とする実践（あるいは場面）の「名称」を記入します。「受け持ち患者のAさん」へのかかわり、4月からの「新人看護師Bさん」へのかかわり、今回の「基礎看護学実習」指導を振り返ってなどのように、自分のわかりやすい表現でかまいません。

　「名称」の記入が終わったら、次にその実践を振り返って最初に思い浮かんだことを、なるべく一言（単語あるいは短文）で表し、楕円からまっすぐ上に伸びた線の先にある長方形の中に書き込みます。そして、そこから思い浮かんだことを枝を伸ばして書き込み、さらにそこから思い浮かんだことを枝を伸ばして書き込むというように、思いつくままにどんどん枝を伸ばして書き出していきます。

図6　イメージマップのワークシート

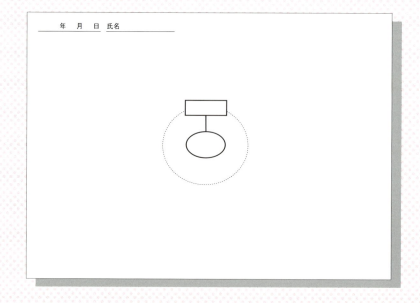

図7 イメージマップの作成

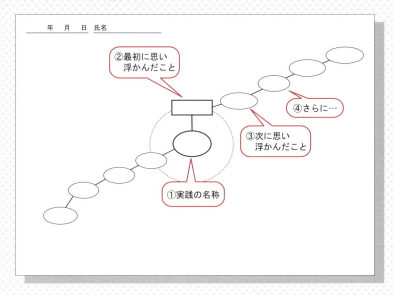

　こうして、もうこれ以上思い浮かばなくなったら、再び中央の楕円のなかに記入した実践に戻って、そこから思い浮かんだことを点線上に書き出し、さらにそこから思い浮かんだことを枝を伸ばしてどんどん書き出していきます。そして、行き詰まったら、また中央の実践に戻ってというように、この作業を繰り返します（**図7**）。

　もし、作業の途中で枝分かれさせたくなったら、そうしてもかまいません。また、枝と枝を結びたくなったら、それをしてもよいでしょう。とくにこうあらねばならないということはないので、自由に枝を伸ばしたり、結んだりしてみてください。ここで大切にしてほしいのは、あくまでもリフレクションの対象にした実践から、思いついたことをあるがままに率直に書き表していくことなのです。

　作業の時間は10〜15分くらいが目安ですが、時間がきたらできたところまでで終了して差し支えありません。逆にあまり枝が伸びないようなときは、無理せず早めに切り上げてもよいでしょう。もちろん時間にゆとりがあるときは、納得のいくまで枝を伸ばして、イメージマップを完成させてもかまいません。

〔2〕 リフレクション

　イメージマップができあがったら、プロンプターと共にリフレクションを行います。最初にイメージマップの作成者は、これからどのような実践のリフレクションを行うのか、楕円の中央に記入した実践の「名称」について簡単にプロンプターに説明します。

　説明が終わったら、楕円の上の長方形のなかに記入されている、この実践を振り返って最初に思い浮かんだことを説明します。その後は、一本一本の枝をたどりながら、そこに書き出されたことばについて、順番に説明していきます。

　プロンプターは、作成者の説明を聞きながら、わからないところやもっと知りたいことがあれば、「それってどういうこと？」「もう少し具体的に言うと？」「どうしてそう思ったのかな？」などと積極的に質問します。

　また、作成者は質問に答えるなかで、新たに思い出したことや気づいたことがあれば、そのつどプロンプターに話すだけでなく、イメージマップにメモしておくとよいでしょう。10 〜 15 分くらいを目安に、すべての枝に書き出されたことばについて説明が済んだら、リフレクションは終了です。

〔3〕 イメージマップの確認

　プロンプターとのリフレクションが終わったら、あらためてイメージマップ全体を眺めてみます。そして、「この枝のこのあたりのことばの連なりは、こういう自分の思いや考えと結びついていたんだ」とか、「これはこの次はこうしよう…」というように、気づいたことがあったらペンの色を変えてその部分をくくり、忘れないようにメモしておきます（**図8**）。

　イメージマップの確認は5 〜 10 分くらいを目安に行います。一通り確認が終わったところで、もし時間にまだ余裕があるようでしたら、イメージマップの余白に、リフレクションを行って確かめられたことや感想などを記入しておくとよいでしょう（**図9**）。

図8　イメージマップの確認

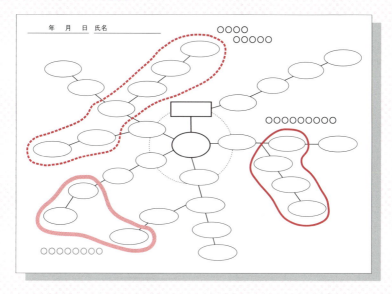

図9　確認を終えたイメージマップの実際例

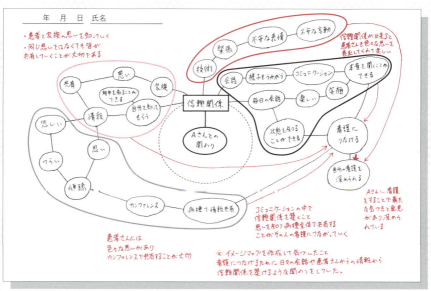

3　イメージマップを使ったリフレクション　　57

プロンプターのかかわり

イメージマップを使ったリフレクションの場でも、「聞き手」として、リフレクションを行う人の語りを促進する「プロンプター」のかかわりがとても大切です。カード構造化法と重なるところもありますが、プロンプターとしてイメージマップの作成者にかかわる際の留意点をあげると次のようになります。

> **プロンプターとしての留意点**
> ・イメージマップに書き出されたことばを尊重する
> ・無理に語らせず、聞き役に徹する
> ・自分の考えや思いを押しつけたり、自分の望む答えを引き出すような操作的質問や誘導尋問にならないようにする
> ・本人が自問自答する場をつくる

これまでもお話ししてきたように、プロンプターは指導者や助言者ではありません。あくまでも「聞き手」として看護師モードのスイッチをONにして、リフレクションを行う人が安心して自分のことばで実践を語り、そこで起きていたことを自分で振り返って確かめていけるように寄り添っていくことを心がけてください。

イメージマップを使ったリフレクションの活用

ここまで、イメージマップを使ったリフレクションの進め方とプロンプターのかかわりについて説明してきました。

これは、短時間で簡便に取り組めるということに特化した方法ですから、カード構造化法のように、これまで紹介してきた方法に慣れている人にとっては少々物足りなく感じられるかもしれません。けれども、多

忙な日々のなかでは、わずかな時間でも自分の実践を振り返って確かめることができるのは大事なことだと考えています。

以下では、この方法の活用についても紹介しておきたいと思います。

▶▶ 気づき・気がかりを手がかりに

イメージマップを使ったリフレクションに取り組んだあとは、確認の済んだイメージマップを大切に保管しておいてください。そして、次の実践に臨むにあたっては、一度イメージマップを眺めてみて、そこで確かめられた気づきや気がかりを次の実践の手がかりとして活かすようにします。

▶▶ 自分の変化や成長を知るために

もし、またイメージマップを使ってリフレクションを行う機会があったら、保管しておいた過去のイメージマップと見比べてみてください。自分のなかで何が変わっていて、何が変わっていないのかを確かめることで、自分自身の変化や成長を知ることができるかもしれません。

▶▶ 仲間と共に実践から学ぶ

イメージマップを使ったリフレクションは、気の合った同僚とペアになって、あるいは病棟や院内のスタッフ同士、さらには委員会など、大勢でも気軽に取り組むことができます。

ペアで行う場合は、それぞれが自分の実践を振り返ってイメージマップを作成し、互いにプロンプターの役割を交代してリフレクションを行います。また、大勢で行う場合は、4～6人のグループになって、各自が作成したイメージマップをグループのメンバーに説明するかたちでリフレクションを行います。

3　イメージマップを使ったリフレクション　59

こうして、それぞれがプロンプターの役割を担うことで、互いの実践の様子を知り合ったり、患者への思いやねがいに触れ合ったりする機会をもつことは、自分の実践を振り返り、今後の実践を考えていくうえでも大きな刺激となることでしょう。

同様に、プリセプターや教育担当者も、各自が新人やスタッフへの教育的なかかわりを振り返って作成したイメージマップをもとに、ペアであるいはグループでリフレクションを行うことができたら、看護を教える人として共に学び、共に育つ「共育」も夢ではありません。実際、院内のプリセプター研修にこの方法を取り入れて、7月と11月の2回にわたってイメージマップを使ったリフレクションを行ったことで、プリセプターとしての自分自身の変化や成長を確かめることができたという事例も報告されています。その様子は、拙著『看護教育を創る授業デザイン』にも詳しく紹介してあります[*16]ので、興味のある方はご覧になっていただけたらと思います。

また、指導者と教員がペアになって、自分たちの行った実習指導のリフレクションができれば、互いの理解や信頼も深まり、学生が安心して実習できる環境につながることはいうまでもないでしょう。このことは、永井によっても次のように報告されています。

「他の病棟の実習状況や教員・指導者の考えや思いを具体的に知ることは、実習指導を担当する教員・指導者にとって、安心する場となっていると考えられた。学生の学びの姿を確認するとともに、指導上の課題を共有していくことは学生に与える影響も大きく、このようなリフレクションを行っていくことは極めて重要であると示唆された」[*17]。

実習期間中に2つの病院で計4回、教員のべ22名と指導者のべ19名がイメージマップを使ったリフレクションを行うことで得られたこの研究知見は、あらためて"仲間と共に実践から学ぶ"ことの大切さを私たちに教えてくれるものだといえるでしょう。

2-4

「再構成」によるリフレクション
～その時その場でのかかわりを確かめる～

再構成とは

「再構成」によるリフレクションは、その時その場での患者と自分とのかかわりのなかから"場面"を取り上げ、時間の流れに沿いながら、ていねいに振り返って確かめていくのに適した方法です。

「再構成」とは、もともとウィーデンバックによって、「看護事例を分析する一手段」[18] として紹介されたもので、「看護婦が患者や患者ケアに関連した人々とのかかわりあいのなかで体験したことを思い起こして再現するもの」[19] です。「看護婦が知覚したままの患者（あるいは個々人）の行動について、そしてまたそのとき看護婦が体験した思考や感情や、その結果として生じた行為について再収集し、時間を追って詳細に記述すること」[20] は、「しばしばその人自身の動機や行なった動作に対する洞察をもたらす」[21] とウィーデンバックはいいます。そしてさらに、このような洞察が、その後に行う援助へとつながる「より新しい知識・技能・価値」[22] を看護婦にもたらすことを示唆しています。

ウィーデンバックはリフレクションということばは使っていませんが、このような彼女の考え方は、私たちが大切にしてきたリフレクションの考え方に大いに通じるものです。この意味で看護の世界には、昨今のように「リフレクション」ということばが誤用・乱用されるずっと以前から、看護師が自らの実践の探究をとおして、実践家としての学びや成長を豊かに経験できるように支援していくためのリフレクションの方法があったのだといってもよいでしょう。

4　「再構成」によるリフレクション　61

しかし、「再構成」はその記述形式が「プロセスレコード」と似ていることもあり、双方の区別がつかないまま、患者－看護師間あるいは患者－看護学生間におけるコミュニケーション過程の分析ツールとして用いられてしまっている現状も否めません。読者の皆さんのなかにも、学生時代にプロセスレコードを書かされて、教員や指導者から患者とのコミュニケーションにダメ出しを受けた苦い経験のある方も少なくないのではないでしょうか。

　そこで、ウィーデンバックの「再構成」を、私たちが大切にしてきたリフレクションの方法の1つとして積極的に位置づけることにしたのが、本書で紹介する「再構成」によるリフレクションなのです。

実りある「再構成」によるリフレクションのために

　ここではまず、「再構成」によるリフレクションを実りあるものにするために、よくありがちなプロセスレコードの検討との違いについてお話ししておきたいと思います。

　皆さんに、とくに知っていただきたいのは次のとおりです。

よくありがちなプロセスレコードの検討との違い

・「□□と△△のところはよかったが、○○のところはちょっとどうかな…」のように、「かかわりの善し悪し」といった意味での評価（≒ダメ出し）を受ける場ではない
・「もっとこう言ったほうがいい」「こうするほうが効果的」といった指導助言の場でもない
・「□□とはこういうものだ」「こうあるべきだ」といった借り物の表現はしない
・「あの時こうしていれば、もっとこうなったはずだ」といった、確かめたくても確かめようのないコメントもイラナイ

62　　第2章　実践のなかで起きていることを確かめる

「再構成」によるリフレクションが、いわゆるプロセスレコードの検討のように、それを行った人にとって苦い経験とならないように、こうした違いをしっかりと頭に入れておいていただければと思います。

「再構成」によるリフレクションの進め方

「再構成」によるリフレクションの流れは、**図10**に示したとおりです。ここでは、あらかじめ用意したA4サイズ、2枚からなる「再構成」シートを用います（**図11**）。

個人で行う〔1〕「再構成」シートの記入は、慣れや個人差、取り上げた場面にもよりますが、かかる時間は30分程度とみてください。また、5〜6人のグループで行う〔2〕リフレクションは20〜30分程度、再び個人で行う〔3〕終了後のシートの記入は10分程度が目安です。

〔1〕〜〔3〕までは、とくに通しで行う必要はないので、「再構成」シートの記入はリフレクションに先立って、あらかじめ個人で済ませておいてもらってもよいでしょう。また、終了後のシートの記入も、時間があまりない場合には個人で行ってもらえれば、忙しい臨床でも取り組みやすいのではないかと思います。

それでは、この流れに沿って、「再構成」によるリフレクションの進め方を説明していくことにしましょう。

図10　「再構成」によるリフレクションの流れ

〔1〕「再構成」シートの記入
↓
〔2〕リフレクション
↓
〔3〕終了後のシートの記入

図11 「再構成」シート

```
      年  月  日  氏名

〈場面の説明（その時の状況など）〉          〈対象者の概要〉

〈この場面を取り上げた理由〉


私が知覚したこと            私が感じたり、         私が言ったり、
（見たり、聞いたりしたこと）      思ったりしたこと        行ったりしたこと
```

《１枚目》

```




〈場面をとおしての気づき〉


〈リフレクション後の気づき・学び〉
```

《２枚目》

64   第２章 実践のなかで起きていることを確かめる

〔1〕「再構成」シートの記入

　患者とのかかわりや、役割によっては新人や学生とのかかわりなど、リフレクションしてみたい場面が決まったら、最初に「再構成」シートのなかの「場面の説明（その時の状況など）」「対象者の概要」「この場面を取り上げた理由」を簡潔に記入します。

　次にその場面で「私が知覚したこと　（見たり、聞いたりしたこと）」「私が感じたり、思ったりしたこと」「私が言ったり、行ったりしたこと」を時間の流れに沿って、番号を振りながら記入していきます。

　記入する際は、どの欄から始めてもかまいませんが、基本的には、「私が知覚したこと」に対して「私が感じたり、思ったりしたこと」、そして実際に「私が言ったり、行ったりしたこと」というように、左から右へと進んだら、再び左に戻って「私が知覚したこと」、さらにそれに対しての「私が感じたり、思ったりしたこと」、そして…、というように繰り返します。後から追加記入ができるように、行間をあけて記入するとよいでしょう。

　一通り場面の記入が終わったら、感じたことや気づいたことなどを、「場面をとおしての気づき」の欄に書いておきます（**図12**）。

〔2〕 リフレクション

　記入の済んだ「再構成」シートは参加者の人数分コピーして、配布してからリフレクションを始めます。参加者は全員がプロンプター（聞き手）の役割をとることになるので、以下では参加者を「プロンプター」と表記することにしますが、リフレクションはプロンプターとペアで行うことも可能です。

（1）プロンプターと場面を共有する

　はじめに記入者は、「場面の説明（その時の状況など）」「対象者の概要」「この場面を取り上げた理由」をプロンプターに紹介します。

図12 「再構成」シートの記入例

年　　月　　日　氏名 _____

〈場面の説明（その時の状況など）〉
ベッド上、臥床しながら大声をあげている場面

〈対象者の概要〉90歳代女性、アルツハイマー型認知症 肺炎で入院。息子が毎日面会に来ているが、忘れてしまう。

〈この場面を取り上げた理由〉
繰り返し「おかあさん」と大きな声をあげていたときの私のかかわりは、これでよかったのか…。

私が知覚したこと （見たり、聞いたりしたこと）	私が感じたり、 思ったりしたこと	私が言ったり、 行ったりしたこと
①病室から大声で「おかあさん！おかあさん！」と聞こえてくる。	②どうしたんだろう。行ってみよう。	③「どうしましたか。」そばに行く。
④「おかあさん、助けて！」と不安そうな顔をしている。	⑤どうしてほしいんだろう。助けてほしいのかな。私でもいいかな。	⑥「○○さん、私でもいいですか。」
⑦「いいよ。誰も助けてくれないもん。」	⑧私でも大丈夫そう。	⑨手をにぎる。

《1枚目》

---

⑩「おかあさん、どこにもいかないで…。」	⑪寂しくて、誰かを呼んでいたのかな。少しそばにいよう。	⑫「少しそばにいてもいいですか。」
⑬「どこにもいかないでね。約束だよ。」	⑭約束は守れないな。	⑮「ずっとは仕事があっていられないけど、たくさん会いに来ますね。」
⑯「そうだよね。わかった。」と納得した顔になる。	⑰少し安心してもらえたかな。	⑱椅子にすわって、そばにいる。

〈場面をとおしての気づき〉
アルツハイマー型認知症で家族が面会に来たことを忘れてしまうため、「誰も助けてくれない、来てくれない」と思ってしまい、寂しさもあって大きな声をあげてしまったと考える。この場合は、寄り添ったり、そばで話を聞き、安心してもらうことが大切ではないかと気づいた。

〈リフレクション後の気づき・学び〉

《2枚目》

プロンプターは、記入者の説明を聞きながら、わからない点やもっと詳しく知りたい点については積極的に質問し、その時の状況や対象者の概要、この場面を取り上げた理由を共有します。

　次に「私が知覚したこと（見たり、聞いたりしたこと）」「私が感じたり、思ったりしたこと」「私が言ったり、行ったりしたこと」の欄を時間の流れに沿って読み上げます。このとき、「私が知覚したこと」をプロンプター（参加者の誰かに）に読んでもらい、記入者は「私が感じたり考えたりしたこと」と「私が行ったこと」を読み上げていくとよいでしょう。

（2）プロンプターと共に場面を再構成する

　場面の共有が済んだら、プロンプターはシートに記入されたことばの意味や、前後のつながりなどにわかりにくい点があれば、「そのときの患者さんの様子はどうだったの？」「どうしてそんなふうに思ったの？」「もう少し詳しく教えて？」などと質問して、記入者に語ってもらいます。また、取り上げられた場面の前後の様子について話してもらってもよいでしょう。

　記入者はその時その場で「私が知覚したこと」や「私が感じたり考えたりしたこと」を振り返り、質問に答えるなかで新たに思い出したことや感じたことなどがあれば、それも含めて率直にことばに表してみるようにします。

　こうして、一通り場面の再構成が終わったら、記入者は、あらためてこの場面をとおして感じたことや気づいたこと、リフレクションを行う前と後での印象の違いなどをプロンプターに話します。

〔3〕終了後のシートの記入

　終了後、記入者は「再構成」シートを見返して、「私が知覚したこと（見たり、聞いたりしたこと）」「私が感じたり、思ったりしたこと」「私が言ったり、行ったりしたこと」の欄に、新たに思い出したことや感じたことなどを追加記入します。シートの最後の「リフレクション後の気づき・学び」が記入できたら、リフレクションは終了です（**図13**）。

図13　終了後のシートの記入例

《1枚目》

年　月　日　氏名

〈場面の説明（その時の状況など）〉入院して数日（後、14日ごろ）
ベッド上、臥床しながら大声をあげている場面

〈対象者の概要〉90歳代女性。アルツハイマー型認知症。肺炎で入院。息子が毎日面会に来ているが、忘れてしまう。

〈この場面を取り上げた理由〉4人部屋（忘れ切り）。NSステーションのそば DEV施行中
繰り返し「おかあさん」と大きな声をあげていたときの私のかかわりは、これでよかったのか…。
（元気なひと少し前でトイレに行っていた。睡眠断続できわけをボソボソ独り言。睡眠とうすかまり体4～5分起こすのみ。）

私が知覚したこと （見たり、聞いたりしたこと）	私が感じたり、 思ったりしたこと	私が言ったり、 行ったりしたこと
①「病室から大声で「おかあさん！おかあさん！」と聞こえてくる。 せっぱつまっている様子	②どうしたんだろう。行ってみよう。	③「どうしましたか。」そばに行く。
④「おかあさん、助けて！」と不安そうな顔をしている。	⑤どうしてほしいんだろう。助けてほしいのかな。私でもいいのかな。 （他人だけど）家族を呼んでいる？	⑥「○○さん、私でもいいですか。」
⑦「いいよ。誰も助けてくれないもん。」寂しそう。 柵につかまっている。	⑧私でも大丈夫そう。	⑨手をにぎる。

《2枚目》

⑩「おかあさん、どこにもいかないで…。」寂しそう。 にぎりかえしてくれる。	⑪寂しくて、誰かを呼んでいたのかな。少しそばにいよう。	⑫「少しそばにいてもいいですか。」
⑬「どこにもいかないでね。約束だよ。」	⑭約束は守れないな。 うそは言えないな。	⑮「ずっとは仕事があっていられないけど、たくさん会いに来ますね。」
⑯「そうだよね。わかった。」と納得した顔になる。 その後、落ち着いた様子で声だしも落ちついた。	⑰少し安心してもらえたかな。	⑱椅子にすわって、そばにいる。 5分くらいそばにいる。話をする。

〈場面をとおしての気づき〉
アルツハイマー型認知症で家族が面会に来たことを忘れてしまうため、「誰も助けてくれない、来てくれない」と思ってしまい、寂しさもあって大きな声をあげてしまったと考える。この場合は、寄り添ったり、そばで話を聞き、安心してもらうことが大切ではないかと気づいた。

〈リフレクション後の気づき・学び〉
日常の場面や何げない様子でも、患者にとっては何かのサインだったりすることもあるため、そのサインに気づいていきたいと考えた。寄りそいや声をかける動作も大切であると検討後、改めて感じることができた。自分一人で行うだけではなく、グループワークをすることで、より深くその場を振り返ることができ、私自身が感じたこと、自分が行動・発言したことは、1つの援助の方法につながっていたと気づくことができた。

68　第2章　実践のなかで起きていることを確かめる

プロンプターのかかわり

　「再構成」によるリフレクションは、病棟や院内のスタッフ同士、さらには委員会など、グループで気軽に取り組むことができます。ですから、「再構成」によるリフレクションの場では、参加者全員が「聞き手」として、リフレクションを行う人の語りを促進する「プロンプター」の役割をとることがとても大切です。

　以下に示したのは、「再構成」によるリフレクションにおいて、場面の再構成にかかわる際の留意点です。

プロンプターとしての留意点
・「再構成」シートの内容や語られたことばを尊重する
・無理に語らせるようなことはせず、あくまでも聞き役に徹する
・自分の考えや思いを押しつけたり、望む答えを引き出すような操作的な質問はしない
・本人が自問自答する場をつくる

　このように、留意点はカード構造化法やイメージマップを使ったリフレクションと基本的に同じですが、参加者のなかには「再構成によるリフレクション」と「プロセスレコードの検討」を混同してしまう人もいるかもしれません。ですから、リフレクションを始める前には、「よくありがちなプロセスレコードの検討との違い」（p.62）についてもきちんと共通理解をはかっておくとよいでしょう。

　とりわけ、「再構成」によるリフレクションで大事になるのは、シートの記入者に経験された事実やそのときの思い・ねがいを「もっと知りたい・もっとわかりたい」という気持ちです。あくまでも記入者が安心して自分のことばで実践を語り、そこで起きていたことを自分で振り返って確かめていけるように寄り添っていくことを心がけてください。

「再構成」によるリフレクションの活用

　ここまで、「再構成」によるリフレクションの進め方とプロンプターのかかわりについて説明してきました。

　この方法は、対象とのかかわりを"場面"に焦点をあてて、ていねいに振り返って確かめることができるので、気がかりだった患者とのかかわりや、しっくりいかなかった新人や学生への指導場面をリフレクションするのに向いているともいえます。また、その逆に、患者とかかわっていて「看護しているな！」と感じた場面や、新人や学生が「看護を学んでいるな！」と感じた場面を取り上げてリフレクションを行えば、自分にできていることとして「臨床の知」（p.23）を自覚化するきっかけを得ることもできるでしょう。

　ところで、本書の第1章では、実践家の学びの特徴の1つとして「答えは自分の実践のなかにある」（p.19）ということをあげましたが、最初に「再構成」を紹介したウィーデンバックも『臨床看護の本質』のなかで次のように述べています。

　「看護婦が看護をしているときに何を感じ何を考えているかということは重要である。それらは看護婦が何をするかということだけに関係しているものではなく、どのように行なうかということに密接な関係があるのである」[23]。

　そして、「もし看護婦が自分が考えたり感じたりすることを重んじるならば、看護の重要な手段として役立てることができる」[24]といいます。いかがでしょうか。こうしたことばからも、私たちが大切にしてきたリフレクションとウィーデンバックの考え方が大いに共通していることがわかっていただけるのではないかと思います。

2-5

集団によるリフレクション
～仲間と共に起きていることから学ぶ～

仲間と共に学ぶということ

　これまで本章では、私たちが大切にしてきた「看護」と「教育」に共通する実践のとらえ方や実践家の学びの特徴、リフレクションとは何をすることなのか、といった基本的な考え方（第1章）を踏まえたうえで、さまざまなリフレクションの方法のなかから、"自分のことば"に焦点をあてた「カード構造化法によるリフレクション」（第2章－2）と、"短時間"で実施可能な「イメージマップを使ったリフレクション」（第2章－3）、さらに、対象とかかわりの"場面"を取り上げ、時間の流れに沿って確かめていくのに適した「『再構成』によるリフレクション」（第2章－4）の3つを紹介してきました。手順や方法はまったく異なりますが、いずれもそれを用いる際に、リフレクションを行う人の語りを促進する「聞き手」として、プロンプターのかかわりを重視するのが、私たちのリフレクションの大きな特徴です。

　これまでお話ししてきたように、実践のなかで起きていることを振り返って確かめるためには、「自分のことばで自分の実践を語る」ことが欠かせません。ですから、まずは誰か一人でよいので、プロンプターになってくれる仲間を見つけ、自分の実践を語ってみることがリフレクションを始めるための第一歩だといってもよいでしょう。

　自分の語りに耳を傾け、自分に経験された実践を少しでもわかろうと問いかけてくれるプロンプターの存在は、自分でわかっているつもりであった以上のことを語らせてくれるかもしれませんし、自分の思いや実

践上の課題を整理するきっかけにつながるかもしれません。ひょっとすると、漠然と気がかりに思っていたことが、語りをとおして、課題として明確化するのと同時に解決してしまうということもあるでしょう。

　また、こうしたリフレクションの過程にかかわるプロンプターとは、単にリフレクションを行う人の振り返りを支援するだけではなく、その人に経験された実践を共有し、共に実践から学ぶ人でもあるということです。ですから、看護師や看護を教える人としての皆さんが、仲間と共に実践から学び、仲間と共に成長していくためには、互いが気軽にプロンプターになれることがとても大切になってきます。

　この意味で、カード構造化法やイメージマップを使ったリフレクションでは、ペアあるいはグループで、各自が作ったツリー図やイメージマップを互いにプロンプターの役割をとってリフレクションすることも可能ですし、「再構成」によるリフレクションのように、一人が取り上げた場面をもとに、参加者全員がプロンプターになってリフレクションを行うことで、"仲間と共に起きていることから学ぶ"ということも可能になります。

　ひとくちに"仲間と共に起きていることから学ぶ"といっても、このようにさまざまな方法があるわけですが、ここでは、院内研修や学習会にロールプレイを取り入れたときなどに、そこで起きていることを参加者全員で振り返って確かめていくのに適した「集団によるリフレクション」を紹介したいと思います。

　もともと集団によるリフレクションは、看護教員の養成課程や継続研修で、模擬授業や研究授業を行った際に、授業者と観察者が、共に授業のなかで起きていることから学んでいけるようにするために開発したものです[25,26]。近年では実習指導者講習会でも、看護学生への指導場面をロールプレイしたあとに用いられるようになってきました。

　臨床の皆さんには、院内研修や学習会などの場で積極的に取り入れていただけたらと思います。

72　　第2章　実践のなかで起きていることを確かめる

集団によるリフレクションの方法

　集団によるリフレクションの参加者には、ロールプレイの設定に応じて、たとえば、看護師役・患者役、あるいはプリセプター役・新人看護師役・患者役、実習指導者役・看護学生役・患者役などのほかに、観察者、進行役など、いくつかの異なる立場・役割があります。

　図14は、集団によるリフレクションの参加者として、プリセプターと新人看護師、患者のかかわりの場面を例に表したものですが、ロールプレイの最中は、観察者も進行役も、役を演じる人たちと一緒に同じ系のなかにいることが大切です。

　そして、集団によるリフレクションを"仲間と共に起きていることから学ぶ"場にしていくためには、参加者全員が、ロールプレイのなかでの互いの経験、とりわけ役を演じる人の経験を十分に尊重し、各自がそ

図14　集団による授業リフレクションの参加者

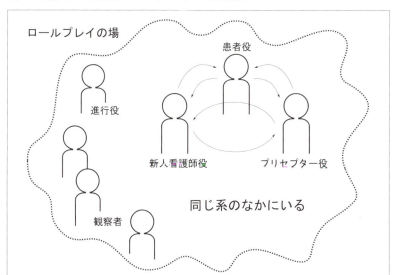

こでの経験を振り返り、自分自身で意味づけ、自分自身の気づきから学ぶということに最大の価値を置いていることが必要になってきます。

　以下は、参加者それぞれの役割に応じた「留意点」です。集団によるリフレクションは、このことをしっかりと頭に入れたうえで、後述する「進め方」に則って行います。

《役を演じる人の留意点》
・場面の設定に応じて、看護師役・患者役、あるいはプリセプター役・新人看護師役・患者役など、なるべくその役になりきる
・自分と相手とのかかわりのなかで起きていたことを自分で振り返って確かめる
・自分のことばで自分に経験された事実を語る

《観察者の留意点》
・ロールプレイのなかで起きていることから離れない
・看護師役と患者役、あるいはプリセプター役・新人看護師役・患者役など、そこでのかかわりや、その場全体がどのように見えていたのか、自分に経験された事実を語る
・観察者に経験された事実は、解釈や意味づけを加えず、本人に返して考えてもらうようにする
・全員がプロンプターとなって、それぞれの役を演じた人に経験されていた事実の振り返りを支援する

《進行役：プロンプターの留意点》
・それぞれの役を演じた人が自分のことばで自分に経験されていた事実を十分に語れるようにする
・役を演じ終えた直後は、言語化を無理強いしない
・ロールプレイのなかで起きていたことから離れずに、各自に経験された事実を交流できるようにその場をコーディネートする
・互いに経験された事実の違いをより顕在化できるようにする

74　第2章　実践のなかで起きていることを確かめる

《参加者全員に共通の留意点》

- ロールプレイの最中は、観察者も進行役も、すべての人が、役を演じる人と一緒に同じ系のなかにいる（図14）
- それぞれの役を演じる人の「ねがい」を大切にする
- ロールプレイ終了後は、全体の場で、各自に経験された事実を素朴に出し合い、交流する
- 「○○と△△のところはよかったけど、□□のところはちょっとどうかなと思った」のように、役を演じた人に「かかわりの善し悪し」といった意味での評価（≒ダメ出し）はしない
- 「○○とはこういうものだ」「こうあるべきだ」といった評論家風の一般論（一般的批判）や借り物の表現も禁止
- 「あの時こうしていれば、もっとこうなったはずだ」といった、確かめたくても確かめようのないコメントもいらない
- 互いの違い・ズレを顕在化させて、自分自身のリフレクションのきっかけとする
- ロールプレイのなかで起きていたことの確認をもとに、各自が今後の実践に向けての手がかりを得る

　なお、集団によるリフレクションの参加者には、ここで紹介した以外にビデオ係を加える場合もあります。以下は、ビデオ係の留意点です。

- ビデオ撮影は、利用するか否かはともかく、役割を演じた人のためにリフレクションの手がかりを残しておくのが目的
- カメラアングル・カメラワークなど、役割を演じる人からの希望があれば、なるべくそれに応えるようにする
- とくに希望がなければカメラは据え置きでも可
- 事前に参加者全員にビデオ撮影の了解をとっておく

集団による授業リフレクションの進め方

〔1〕事前の準備
- 役を演じる人は、参加者にこれからどんなロールプレイを行うのか、場面の設定や状況を簡単に説明する
- 観察者はロールプレイが見やすい場所に立つか、座るかして参加する

〔2〕ロールプレイの実施
- 役を演じる人は、なるべく観察者の目を意識せず、肩の力を抜いて、それぞれ役になりきってロールプレイを行う
- 観察者は、役を演じる人と一緒に同じ系のなかにいる

〔3〕セルフ・リフレクションの実施
- ロールプレイ終了後、役を演じた人も観察者もすぐにおしゃべりしない
- 自分のなかで何が起きていたのか、自分自身に経験された事実をなるべく時間経過に沿って、素朴に白紙の紙（A4程度）に書き出してみる

〔4〕集団によるリフレクションの実施
- 全体の場で、ロールプレイが自分にどのように経験されていたのか、今、自分のなかでどんなことが残っているのかなどを交流する
- 発言にあたっては、あらかじめ〔3〕で記入しておいた紙をもとに、ロールプレイのなかで起きていたことから離れないようにする
- 発言の順番は、おおむね次のとおりとする
  ①役を演じた人に、ロールプレイを行ってみての「印象」などを確認する
  ②役を演じた人は自分に経験された事実を報告する
  ③観察者は自分に経験された事実を報告する
  ④観察者の発言に対して、適宜、役を演じた人の考えや感想を確認する
  ⑤それぞれが、リフレクションをとおして「感じたこと・気づいたこと」を交流する

進行役：プロンプターのかかわり

　集団によるリフレクションでは、全体の場をコーディネートする進行役が、役を演じた人の語りを促進するプロンプター（聞き手）の役割を兼ねることになります。

　ですから、進行役は、役を演じた人への寄与を第一に考えて、役を演じた人が自分のことばで自分に経験された事実を十分に語れるように配慮することが大切です。また、観察者がロールプレイのなかで起きていたことから離れずに、各自に経験されていた事実を交流できるようにその場をコーディネートしていく必要があります。

　観察者のなかには、集団によるリフレクションの趣旨をよく理解していない人がいるかもしれません。もし、観察者から「もっとああすればよかったのに」「もっとこうすればこうなったはずだ」「どうしてこうしないんだ」などといった発言が出されるような場合には、ロールプレイのなかで具体的にどのようなことが起きていたのか、観察者に経験された事実、たとえば、看護師役の発言・行動・つぶやき・看護師役と患者の具体的なかかわりなどに焦点をあてて発言するように促します。

　一方、役を演じた人が、反省や弁解を繰り返すような場合には、ロールプレイのなかで自分自身が具体的に「見ていたこと・考えていたこと・感じていたこと」などを話すように促します。

　こうして、互いに経験された事実を出し合い、交流していくと、人によって見ているところが違ったり、ロールプレイのなかで起きていた同じ事実のつもりでも、人によって見え方がずいぶんと違っているのがわかってくるものです。後ほど詳しくお話しするつもりですが、そうした互いに経験された事実の「違い」や「ズレ」というのは、“仲間と共に起きていることから学ぶ”という意味でとても大切になってきます。

　ですから、進行役は、そのような違いを感じたときには、すかさず「○○さんには○○のように見えていたそうですが、□□さんには□□

のように見えていたってことですよね」とか、「今のところを他にも見ていたという人はいますか」「なるほど、△△さんにはそんなふうに見えていたんですか」などといって、そこに互いの違いがあることを全体の場で確認するとよいでしょう。先に《進行役：プロンプターの留意点》として、「互いに経験された事実の違いをより顕在化できるようにする」と示しておいたのは、このことです。

　進行役を行う際には、ぜひここでお話ししたようなことも参考にしていただけたらと思います。

実りある学びの場にするために

　ここまで、集団によるリフレクションの方法と進行役：プロンプターのかかわりについて紹介してきました。

　このような集団によるリフレクションを"仲間と共に起きていることから学ぶ"場として、役を演じた人にとっても、観察者にとっても実りあるものにしてくためには、先に触れた「同じ系のなかにいる」「起きていることから離れない」ということと、「互いの『違い』『ズレ』から学ぶ」ということがとても大切です。

　そこで以下では、この3つについてもう少し詳しくお話ししておきたいと思います。

同じ系のなかにいる

　集団によるリフレクションでは、**図14**のように、ロールプレイの最中は、誰もが役を演じる人たちと一緒に"同じ系のなかにいる"ということが大切になることをお話ししました。

　一般にロールプレイの「観察者」というのは、"系の外"にいて、役を演じる人たちを「客観的に見る」のが役割だと考えられているのではないかと思いますが、**図14**に示したように、ここでは、観察者もロー

ルプレイを外側からクールに客観的に眺めるような立ち位置はとっていません。役を演じる人たちと一緒に“系のなか”にいて、それぞれが「その場を共に経験している」のです。

　私たちが「相互性」の場を生きていることは、第1章で詳しくお話ししました。そもそも「相互性」というのは、人と人との根源的なありようのことですから、互いに相手を感じて動いているのは、役を演じる人だけでなく、その場に立ち会う観察者も進行役も、みな同じです。

　たとえば、ロールプレイのなかで、じっとうつむいている新人看護師役の姿は、観察者の目には、プリセプター役のかかわりを受け止めきれずにいる様子として映るかもしれません。けれども、その新人看護師役は、大勢の観察者に見られることに緊張して、うつむいてじっとしていただけかもしれないのです。

　ですから、ロールプレイの場に立ち会う以上は、そこで起きていることと誰も無関係ではいられません。にもかかわらず、その場に影響を与えることなく「客観的に見る」ことができると思っている人は、できるつもりになっているだけで、きっと、自分が透明人間になれるとでも思っているのでしょう。

　“同じ系のなかにいる”ということは、そこで起きていることから自分を切り離さずに、あるがままに引き受けるということなのです。

▶▶ 起きていることから離れない

　ロールプレイの終了後は、役を演じた人も、観察者も、各自が自分に経験された事実をあるがままに自分のことばで語り、交流します。

　しかし、ひとくちに「自分に経験された事実」といっても、それを素朴に自分のことばで表現することに慣れていない人は難しいのかもしれません。「よかった」とか「悪かった」とか「もっとこうしたらいい」というように、起きたことと自分の解釈や価値とが区別できなくなってしまったり、集団の場では、声の大きい人の発言に左右されて、自分自

5　集団によるリフレクション　　79

身の経験に修正が加わってしまったりすることもあるでしょう。

　集団によるリフレクションが、ロールプレイが終わったあとに、自分に経験された事実をなるべく時間経過に沿って、素朴に白紙の紙に書いていくという、セルフ・リフレクションの時間を設けているのはこのためです。各自が自分に経験された事実をいったん紙に書いておいて、集団の場では、それをもとに発言することで、ロールプレイのなかで起きていることから離れないようにするとともに、他者の発言から受ける影響を最小限にくいとめるのです。

　この意味では、ロールプレイが終わって「すぐにおしゃべりしない」というルールを設けているのも同じ理由からです。

　集団によるリフレクションが始まる前に、観察者同士が「あれってちょっとおかしいんじゃない?!」「そうよね、なんであんなふうにするのかしら」などと、自然発生的にロールプレイについての所見を交換してしまい、いいとか悪いとか評価を決めてしまうといった光景はよく見かけますし、おしゃべりしているうちに自分の解釈や感想を強化してしまうということもあるでしょう。けれども、そうした評価や自分の解釈・感想を集団の場で披露されても困ります。そんなことをしていると、いつの間にか、ロールプレイのなかで役を演じた人に経験されていた事実はどこかに置き去りになってしまうからです。

　先に紹介した《参加者全員に共通の留意点》も含めて、これらはみな、役を演じた人を守るだけではなく、すべての参加者がロールプレイのなかで"起きていることから離れない"ようにするためでもあるのです。

▶▶ 互いの「違い」「ズレ」から学ぶ

　集団によるリフレクションを実りある学びの場にするためには、私たちが、"仲間と共に起きていることから学ぶ"とはどのようなことなのかについて、理解を深めておくことも大切です。

　すでにお話ししたように、集団によるリフレクションの場で、互いに

経験された事実を出し合い、交流していくと、人によって見ているところが違ったり、同じ事実のつもりでも、人によって見え方がずいぶんと違っているのがわかってきます。実は"仲間と共に起きていることから学ぶ"ということの本質は、そうした互いに経験された事実の「違い」や「ズレ」から学ぶということなのです。

「違い」や「ズレ」などと聞くと、あってはいけないことと思ってしまい、なかには「みなさんと同じです」と言って、自分の意見をひっこめてしまう人や、いきおい自分の見方や価値を相手に押し付けて、「違い」や「ズレ」をなくそうと躍起になる人もいるでしょう。しかし、看護の世界で大切にされている「個別性」ということばを思い起こしていただければ、「違い」や「ズレ」が必ずしも悪いことではないということが容易に理解できるのではないかと思います。その人その人に「個別性」があるということは、その人その人に経験されていることに「違い」や「ズレ」があって当たり前だということです。むしろ「違うこと」こそが、その人がその人であるあかしだといってもよいでしょう。

互いに経験された事実の「違い」や「ズレ」は、目の前で起きていたことの多様性や奥深さへの気づきを私たちにもたらしてくれるきっかけとなるものです。自分にはなかったさまざまな見方は、自分には"そう"としか見えていなかった・思えていなかったことを、まったく異なったものへと変容させてくれるかもしれません。それは、これまでの自分自身の対象や看護を見る方を振り返り、自分がこれまで行ってきた実践そのものをリフレクションするきっかけにもつながるものでしょう。

とはいえ、"そう"としか見えていなかった・思えていなかったという自分を必要以上に責める必要はありません。私たちは常に何らかの枠組み（p.20）をとおして対象を把握しているわけですが、普段は、その枠組み自体を意識することはほとんどありません。つまり、対象とのかかわりに大きく影響しているにもかかわらず、なかなか意識されにくいのが自分の枠組みでもあるのです。

こうした自分自身の枠組みは、集団によるリフレクションの場で互い

に経験された事実を交流してみることによって、よりはっきりとさせることができます。この意味で、私たちは、他者の存在によって、初めて自分が「自分である」ことを知るのだといってもよいでしょう。

　私たちが、こうした"互いの「違い」「ズレ」から学ぶ"ということを重視しているのは、実践家の学びと成長にとって、すでに形づくられた自己の前提や価値観を問い直し、自己の枠組みを変容させていく過程*27が、きわめて重要であると考えているからなのです。

引用・参考文献

＊1　目黒悟：看護教育を拓く授業リフレクション；教える人の学びと成長，メヂカルフレンド社，2010，p.21.

＊2　目黒悟：VTRを使った授業リフレクションの開発思想とその方法．教育実践臨床研究　自分のことばで実践を語る；教育実践家の共同，藤沢市教育文化センター，2004，p.81-94.

＊3　前掲書＊1，p.36-47.

＊4　猪股大和：学びの履歴とどう向き合うか．教育メディア研究　情報教育実践ガイドⅣ；他者としての子どもと出会う，藤沢市教育文化センター，2000，p.143-159.

＊5　中村浩，広瀬孝，江原敬，目黒悟：教育の個人理論を創出する；「実践報告」の執筆が実践者にもたらすもの．教育実践臨床研究　学びに立ち会う；授業研究の新しいパラダイム，藤沢市教育文化センター，2002，p.125-149.

＊6　目黒悟，和田武彦，中村浩，磯上恵：「参加者用振り返りシート」を使った集団による授業リフレクションの方法―改訂版．教育実践臨床研究　教えることをとおして自分も育つ，藤沢市教育文化センター，2012，p.59-72.

＊7　井上裕光，藤岡完治：教師教育のための「私的」言語を用いた授業分析法の開発；カード構造化法とその適用，日本教育工学雑誌，18（3/4），1995，p.209-217.

＊8　井上裕光：教育実践研究のための方法．海保博之監修，渡邊芳之編：朝倉心理学講座1，心理学方法論，朝倉書店，2007，p.90-108.

＊9　目黒悟，山中伸一：カード構造化法の手順―改訂版．教育実践臨床研究　教えることをとおして自分も育つ，藤沢市教育文化センター，2012，p.31-43.

＊10　前掲書＊1，p.24-35.

＊11　目黒悟：イメージマップを使った授業リフレクションの進め方．教育実践臨床研究　子どもの学びを支え続けるために，藤沢市教育文化センター，2015，p.41-48.

＊12　目黒悟：授業リフレクションの方法；イメージマップを使った授業リフレクションの進め方．看護人材育成，12（2），2015，p.39-44.

＊13　三宅正太郎：イメージマップ・テストの活用．水越敏行監修，梶田叡一編著：現代の教育技術学，上巻，授業研究の新しい展望，明治図書，1995，p.81-95.

＊14 藤岡完治：看護教員のための授業設計ワークブック，医学書院，1994，p.8-12.
＊15 永井睦子：看護教員と実習指導者の授業リフレクションに関する研究；イメージマップを用いた取り組みを通して．日本看護学教育学会第22回学術集会講演集，2012，p.172.
＊16 目黒悟：看護教育を創る授業デザイン；教えることの基本となるもの，メヂカルフレンド社，2010，p.134-141.
＊17 前掲書＊15.
＊18 アーネスティン・ウィーデンバック著，外口玉子，池田明子訳：改訳第二版 臨床看護の本質；患者援助の技術，現代社，1984，p.109-123.
＊19 前掲書＊18，p.109.
＊20 前掲書＊18，p.109.
＊21 前掲書＊18，p.110.
＊22 前掲書＊18，p.110.
＊23 前掲書＊18，p.21.
＊24 前掲書＊18，p.22.
＊25 目黒悟：研究協議を仲間と共に「授業から学ぶ」場にするために．学校の研修ガイドブックNo.3，「学力向上・学習評価」研修，教育開発研究所，2004，p.86-91.
＊26 前掲書＊1，p.48-61.
＊27 パトリシア・クラントン著，入江直子，豊田千代子，三輪建二訳：おとなの学びを拓く；自己決定と意識変容をめざして，鳳書房，1999，p.201-242.

第 **3** 章

リフレクションの
正しい理解のために

◆ 私たちが大切にしたいこと

CHAPTER

3-1

リフレクションを支援する
プロンプターのかかわり

プロンプターの由来

　前章では、リフレクションの具体的な方法として、「カード構造化法」「イメージマップを使ったリフレクション」「『再構成』によるリフレクション」「集団によるリフレクション」の4つを取り上げ、詳しく紹介してきました。どの方法を用いる際にも、プロンプターのかかわりを重視するのが、私たちのリフレクションの大きな特徴ですから、ここでは、このプロンプターの基本的な考え方について、もう少し詳しくお話ししておきたいと思います。

　ところで、読者の皆さんは本書を手にされる以前に、プロンプターということばをどこかで耳にされたことがあるでしょうか。

　身近なところには、プリセプターやメンター、ほかにもファシリテーターやチューターなど、似たような呼び名の役割がいくつもありますから、初耳だったとしても、プロンプターもその仲間かな、くらいには思われた方もいらっしゃるのではないでしょうか。

　けれども、それらをプロンプターといっしょくたに考えられてしまうと、私たちが大切にしてきたリフレクションの本質を見誤ってしまうかもしれませんから注意が必要です。いわゆるプリセプターやメンター、ファシリテーター、チューターなどというのは、いずれも教育の用語ですから、その役割には、どうしても「教えたり・導いたり・促したりする人」と「教わったり・導かれたり・促されたりする人」といった上下の関係が連想されてしまいます。

86　　第3章　リフレクションの正しい理解のために

これに対して、私たちが用いているプロンプター（prompter）ということばは、もともと演劇の用語からきているものです。

　演劇の世界では、プロの俳優といえども人間ですから、本番中に、台詞を忘れてしまうということが起こる可能性があります。そこで、舞台の陰に隠れていて、いざというときに俳優にこっそり台詞を伝える人がいてくれれば安心だということになります。実は、その役割を担っているのが「後見」とか「プロンプター」と呼ばれる人なのです。

　ここで注目してほしいのは、主役はあくまでも俳優だということです。当然のことですが、プロンプターは、何か新しいことや俳優の知らないことを教えるわけではありません。俳優にとって台詞というものは、稽古を重ねるなかで、すでにその人自身のなかに身体化されているわけですから、忘れたといっても、プロンプターが台詞の頭を少し告げてくれるだけで、すんなりと思い出せるものなのです。

　このように、俳優の演技が滞りなく進むよう、陰で支えてくれているプロンプターにあやかって、リフレクションの場で、リフレクションを行う人を支援する役割を担った人のことを私たちは「プロンプター」と呼んでいます。俳優がすでに自分自身のなかにある台詞をつまらずに、表に出せるように手助けするのが演劇の世界でのプロンプターであるならば、リフレクションを行う人がすでに自分自身のなかにある実践の経験をことばにして、表に出せるように手助けするのがリフレクションの場でのプロンプターなのです。

「聞き手」に徹するということ

　ですから、プロンプターは、リフレクションを行う人に何か特別なことを「教えたり・導いたり・促したりする人」ではなく、リフレクションを行う人の語りを促進する「聞き手」に徹することが大切になります。つまり、リフレクションを行う人が自分のことばで自分の実践を語り、そこで起きていたことを自分で振り返って確かめていくのを支援するの

がプロンプターの役割だということです。くれぐれも、リフレクションを行う人に不足を指摘したり、指導助言を行ったりするのは、プロンプターにあるまじき行為ですから、勘違いしないでください。

ですから、もしプロンプターをしていて難しいと感じるときがあったら、自分の胸に手を当てて考えてみてください。「せっかくリフレクションをしているのだから相手に何か気づいてほしい」とか「このことに気づかせたい」とか、そんな思いが自分のなかにわき起こっているということはないでしょうか。そのような自分自身のなかに起きる、相手をどうにかしたいという「よこしまな思い（＝操作性）」が、プロンプターとしてのかかわりを難しくさせている元凶なのです。

時折、プロンプターを経験した人から「いろいろ質問していくと、どこまでが誘導で、どこまでが誘導ではないのか、境目が難しかった」という声を耳にすることがあります。けれども、答えは簡単です。自分のいってほしいこと・いわせたいこと、つまり、自分のなかに「正解」がすでにあって相手にかかわっているのなら、それは誘導でしょうし、素朴にもっと知りたい・もっとわかりたいという思いからかかわっているのなら、誘導ではありません。

このように、プロンプターの側に「正解」があるかないかで、おのずから誘導かそうでないかは決まってくるのです。

「非操作」という考え方

こうしたプロンプターの基本的な考え方は、一貫して相手への信頼に基づいた「非操作」[*1]という考え方によって成り立っています。

前にお話ししたように、「経験」とは、その人にとってかけがえのないものであると同時に、他人には取って代わることのできないその人自身のものです（p.28）。「非操作」というのは、そうした「経験」の個別性・固有性・独自性を、徹底して擁護する考え方の一つです。

教育の世界に長くかかわっていると、時折、教えるということを、自

分の思いどおりに相手を変えることだと勘違いしている人に出会うことがあります。しかし、そもそも他者の経験を勝手に操作したり、変形したり、型にはめたりする権利は誰にもありません。つまり、教えるということは、教える者による学びの操作ではないということです。

このことは、看護に置き換えてみれば、とてもわかりやすいのではないかと思います。患者を自分の思い通りに変えることが看護だと考える看護師がいないのは、いうまでもないでしょう。そもそも「看護」と「教育」は同じ形をしているのです（第1章－2）

ところが、こうした学びの操作という考え方は、伝統的な教師教育のなかにも深く根ざしています。もともと、私たちのリフレクションが授業研究の方法として生まれてきたものであることは本書のはじめにお話ししましたが、「非操作」の考え方は、「教える－学ぶ」の関係を、上下関係や主従関係といった「支配－被支配」の枠組みから解放することを意味しています。そもそも、学ぶということの本質は自らの経験の意味づけにほかなりません。にもかかわらず、教える者による支配や学びの操作は、自らの経験にことばを与え、自ら意味づけるというかけがえのない学びの機会を相手から奪ってしまうのです。

私たちのプロンプターの考え方が、こうした「非操作」の考え方と結びついていることは、これ以上いうまでもないことでしょう。もし、ここまでお話ししてもなお、プロンプターの考え方が納得できないという人がいたとしたら、その人はおそらく、リフレクションを行う人だけでなく、自分自身のなかに起きる「気づき」によって自ら変容していけるという「人間」そのものの可能性を信頼できないのかもしれません。

同僚同士で気軽にプロンプターになろう！

このようにお話しすると、プロンプターになることに及び腰になってしまう方もいらっしゃるかもしれません。けれども、これまでお話ししてきたことを十分に理解していただければ、むしろ、リフレクションを

リフレクションを支援するプロンプターのかかわり　89

行う人にプロンプターとしてかかわることが、それほど難しくないことにも気づかれるのではないでしょうか。

　大切なことは、リフレクションを行う人が自分のことばで自分の実践を語れるように「聞き手」になるということですから、プロンプターを行うのに何か特別な訓練や資格が必要になるわけではありません。特殊な能力やスキルが求められるのではないかと思う人もいるようですが、それは誤解です。看護師の皆さんであれば、患者とかかわるときと同じように、リフレクションを行う人の経験や思いを「もっと知りたい・もっとわかりたい」という気持ちで接することさえできれば、もう立派なプロンプターなのです。

　プロンプターは、リフレクションを行う人の語りにじっと耳を傾け、わからない点については素朴に質問し、返ってきたことばに再び耳を傾けるということを繰り返しながら、その人に経験された事実がどのようなものであったのかを了解しようとします。そして、このようなかかわりをとおして、プロンプターが、次第にリフレクションを行う人に経験された事実をわかることができるようになっていく過程と、その人が自分に経験された事実を自覚化するようになっていく過程とが、重なり合うように生じてくるのです。

　このことは、リフレクションを行う人とプロンプターが「対話」という一連の過程をとおして、互いに実践のなかで起きていたことの了解に至るという意味で、「相互性」の経験であるといってもよいでしょう。「相互性」というのは、看護や教育の場だけでなく、リフレクションの場でも同じだということです。つまり、リフレクションを行う人と「相互性」の関係にあるプロンプターとは、単にその人のリフレクションを支援するだけでなく、その人に経験された事実を共有し、その人と共に実践から学ぶ人でもあるわけです。

　ですから、皆さんが、看護師として、看護を教える人として、仲間と共に学び、仲間と共に成長していくためには、身近な同僚同士で気軽にプロンプターになれることがとても大切だといえるでしょう。

実践家の学びと成長を互いに支え合う風土

　お互いが、いつでもプロンプターの役割を交代してリフレクションに取り組むことができるとすれば、そこには、実践家の学びと成長を互いに支え合う風土が醸成されているのだと思います。そうして、一人でも多くの人が豊かに元気になって、日々の患者や新人、スタッフ、学生とのかかわりに臨めるようになれたとしたら、どんなに素敵なことでしょう。それこそ、実践家が元気になれる世の中なのだと思います。

　夢のように思われる方もいらっしゃるかもしれませんが、これまでも実際にそうしたことを実現した、あるいは実現しつつある臨床や学校に数多くかかわってきましたから、あきらめてはいけません。そういう意味では、一度にすべてを変えようとしても無理ですから、何はともあれ、誰か一人でよいので、プロンプターになってくれる仲間を身近な同僚のなかに見つけるとか、あるいは、誰かを誘って自分がプロンプターになってリフレクションを行うとか、そうした着実な一歩を踏み出すことが大事かもしれません。

　そのためにも、ここではプロンプターを行ううえで大切になる、次の3つを再確認しておきましょう。

- ・相手の経験やねがい・思いを「もっと知りたい・わかりたい」という気持ちが大事
- ・相手に経験されている事実を大切にする
- ・相手のなかに起きる「気づき」による学びに最大の価値を置く

　こうしたことをプロンプターが心がけることで、リフレクションを行う人が安心して、自分のことばで、あるがままに自分の実践を存分に語ることができるとよいと思います。

3-2

私たちのリフレクションの特徴
~ reflectionということばを手かがりに~

▶ リフレクションを正しく理解しよう!

　ここまで、私たちのリフレクションの大きな特徴として、プロンプターの基本的な考え方について詳しくお話ししてきました。

　前にも触れたように、あくまでもリフレクションの「考え方」と「方法」は一体のものです（p.33）。ですから、本書で紹介した以外にも、さまざまなツールや方法が提案されていますが、それらを用いることが必ずしも実践家の学びと成長を支えるリフレクションにつながるわけではありません。

　そこで、リフレクションの正しい理解のために、ここからは、「リフレクション（reflection）」ということばを手がかりに、私たちのリフレクションの特徴をあらためて見ていきたいと思います。

▶ 「日常的な振り返り」と「リフレクション」の違い

　英語の「リフレクション（reflection）」は、「反射」「反映」「反省」「熟考」「回顧」「内省」「省察」「熟慮」など、さまざまに訳されますが、「振り返り」と訳すのがもっとも理解しやすいのではないかと思います。けれども、リフレクションを単純に「実践の振り返り」と解釈すると、「それならいつもしているけど」「どうしてそんな方法を使ってわざわざ振り返りをする必要があるのかな」といった疑問をもたれる方もいらっしゃるかもしれません。

92　第3章　リフレクションの正しい理解のために

とはいえ、日常的な振り返りというのは、「Ａさんは私に何かを訴えたかったのかな…」「自分の行ったＢさんへのかかわりは、これでよかったのかな…」といった気がかりであったり、患者とかかわるなかで「しっくりいかなかった」「もやもやする」というような漠然とした感触についてだったりすることが多いのではないでしょうか。また、多忙な日常のなかでは、そうしたことをなんとなく振り返っていたとしても、次にやらねばならない仕事が待ち受けていたり、一息つく間もなくそのまま次の患者にかかわったりと、１つのことをいつまでも引きずっているわけにはいかないのも現実でしょう。

　それは、教育の役割を担った皆さんも同じだと思います。新人やスタッフ、学生へのかかわりに、「わかってもらえたのかな」「もっと別のかかわりがあったんじゃないかな」と振り返ることはあったとしても、それを十分に確かめる時間をもてないまま日常に流されて、不安や戸惑いばかりが降り積もっていくということも多いのではないでしょうか。

　ここに誰もが日常的に“なんとなく”行っている振り返りと、私たちのリフレクションの大きな違いがあります。

　いうならば、多忙な日常のなかにあって、しばし立ち止まり、患者とのかかわりや、新人やスタッフ、学生とのかかわりなど、自分の行った実践のなかで起きていることを振り返って“ていねい”に確かめてみるのが、私たちのリフレクションだといってもよいでしょう。

「反省」としてのリフレクション

　さまざまな訳語があるなかでも、近年、看護の世界でも関心を集めるようになってきた「リフレクション」には、「省察」や「反省」ということばが多く用いられています。しかし、「省察」というと、なにやら難しそうで、自分とは縁のないことのように感じられてしまうかもしれませんし、何をすることなのか具体的にイメージしにくいというのも正直なところでしょう。では、「反省」はどうでしょうか。

「反省」というと、今度はぐっと身近になるぶん、そのことばを耳にしたとたん、看護学生時代や新人の頃に、教員や指導者、先輩看護師から頻繁に不足の指摘を受けた辛い経験が呼び起こされ、暗い気持ちになってしまう人も少なくないかもしれません。また、残念なことに最近では、看護師を対象にした研修会の場で、「リフレクション」と聞いただけで「また反省させられるのか」と憂鬱な気持ちになってしまう人に出会うことさえあります。

こうした他者からの指摘によって反省を強いられるという構図は、伝統的な教師教育の世界で行われてきた授業研究の場においてしばしば見られた光景です。読者の皆さんのなかで看護教員養成講習会に行ったことがある人はイメージしやすいと思いますが、看護教育実習で自分が行った講義に対して、指導教員から微に入り細に入り不足の指摘を受けることによって、反省を強いられ、落ち込み、自信を失ってしまったという苦い過去の持ち主も少なくないのではないでしょうか。それが私たちの克服したかった授業研究の負の伝統なのです。私たちのリフレクションが生まれた理由もここにあります。

そもそも、看護と教育の別なく、私たちの実践は「一回性」の場（p.10-12）なのですから、そこで起きたことをあとになって「あの時はこうすればよかった」と、いくら「反省」したとしても、時間を戻してそこでのかかわりをもう一度やり直すことはできません。

ですから、多くの場合「反省」は「後悔」と結びついてしまい、それを他者から強いられた経験は、「落ち込み・トラウマ」となって、やる気や自信の喪失へとつながってしまうのです。実際、近年では臨床看護師や看護学生に対してもリフレクションと称して、同様なことが起こり始めているのは恐ろしいことです。

いずれにせよ、こうした「反省」としてのリフレクションと、私たちのリフレクションは、明確に区別されるべきものなのです。読者の皆さんには、このことをしっかりと理解したうえで、リフレクションに取り組んでいただけたらと思います。

「アウェアネス」としてのリフレクション

　私たちのリフレクションが「反省」と大きく異なるのは、それが看護師や看護を教える人の「アウェアネス（awareness）」に信頼した方法であるからです。

　「awareness」というのは、一般に「気づき」や「自覚」といった意味に訳されていますが、他者からの指摘や誘導、促しなどによって「気づかされる」のとは区別して、ここでは、自分自身のなかに起きる「気づき」という意味で、あえて「アウェアネス」ということばを用いています[*2]。これまで本書のなかでは、「実践のなかで起きていることへの『気づき』」とか、「『気づき』による学びに最大の価値を置く」などといったように、「気づき」ということばをたびたび用いてきましたが、実はそれらもすべて、この「アウェアネス」のことを指しています。

　もちろん、他者からの指摘やチェックリストなどによって、「気づかされる」ということはあると思います。しかし、私たちの実践は、自分と相手とのかかわりによって絶えず複雑に変化する「相互性」の場（p.7-10）ですから、自分が目の前の対象とのかかわりのなかで得ている「実感」と、他者からの指摘や評価スケールによって「気づかされる」こととはどうしてもずれてしまい、その場かぎりのものとなりがちです。

　そもそも、自分の実践をよりよいものに変えていくということは、ナイチンゲールも言っているように、人に「『指摘される』からするというのではない」[*3]のです。人から見れば、たとえ、どんなに些細なことであったとしても、自分のなかに起きる「気づき」、すなわち「アウェアネス」は、自分の対象とのかかわりをよりよいものへと変えていくきっかけとして、自分の背中を押してくれるものにほかなりません。

　つまり、私たちのリフレクションとは、このような「アウェアネス」に信頼し、看護師や看護を教える人が"自分の実践"と向き合うための十分な時間と場の確保を重視する方法なのだということです。

「鏡」としてのリフレクション

「リフレクション」の訳語のなかには、もう1つ「反射」という意味があったことを思い出してください。屋外で行われる映画の撮影で、銀色の板や白い板に太陽の光を反射させて俳優に当てているところを見たことがある方もいらっしゃるかもしれませんが、あの銀色や白い板のことをレフ板と呼んでいます。レフは「reflector」の「ref」ですから、「反射板」という意味です。看護師や看護を教える人が、自らの実践の探究をとおして、実践家としての学びや成長を豊かに経験できるように支援していく「方法」として、私たちのリフレクションを特徴づけているのは、こうした「反射」という意味によるところも大きいと思います。

自分の行った実践を自ら探究していくためには、実践のなかで起きていることを自分で対象化して見ることができなければなりません。しかし、私たちは、自分も相手と同じ系のなかにいて（p.78-79）、一緒にその場を経験しているわけですから、自分を系のなかに置いたまま、そこから離れてその場全体をつぶさに見られるような場所に立つことは困難です。そこで、この困難を克服するためには、自分にその場がどのように経験されていたのかを、あたかも鏡に映すかのように何かに「反射」させて自分に見えるようにする方法が必要になってきます。

実は、これまで私たちが提案してきたさまざまなリフレクションの方法（p.34-35）は、プロンプターのかかわりも含めて、そのいずれもが「鏡」の役割を担うことで、自分の実践を対象化するのを支援するものなのです。ですから、プロンプター自身も「鏡」であることを考えれば、なぜプロンプターが指導助言を行ったり、自分の解釈や感想を持ち込んだりしてはいけないのかも理解しやすいのではないかと思います。

このような意味では、私たちのリフレクションは、看護師や看護を教える人が、自らの実践を探究していくのを支援するための方法として考え抜かれてきたものであるといってもよいでしょう。

「省察的実践家」という考え方が招いたもの

「リフレクション」に「省察」や「反省」という訳語があることはお話ししましたが、看護の世界でもリフレクションが関心を集めるようになった背景の一つには、マサチューセッツ工科大学のドナルド・ショーンによって示された「省察的実践家あるいは反省的実践家（reflective practitioner）」と訳される新たな専門家のモデルがあげられます[*4,5]。

ショーンは、さまざまな分野の専門家が、実践のなかで暗黙の内に行っていることを「行為の中の省察（reflection in action）」ということばで呼ぼうとしました。つまり、専門家というのは目の前の対象とのかかわりをとおして生み出される実践を「行為の中の省察」によって、よりよいものへと絶えずリアルタイムに改善していく存在なのだという考え方です。私たちであればさしずめ「臨床の知」（p.23-24）と呼ぶところのものでしょうが、ショーンが「行為の中の省察」ということばで呼ぼうとしたもの自体は、私たちが大切に思っていることにも通じるものだと思います。

これに対して、私たちのリフレクションは、ショーンのことばでいえば、専門家が自分の実践をよりよいものにするために、実践をあとから振り返って改善点を見いだすために行っている「行為についての省察（reflection on action）」にあたります。この点についても、ショーンの考え方は大いに共感できるものだといえるでしょう。

ところが、ショーンの「行為の中の省察（reflection in action）」という考え方は、それに依拠した研究者らによって、近年では「リフレクション」という呼び名で、看護師や教師が身につけるべき能力やスキルとしてゆがめられてしまった感があります。とりわけ、わが国の看護の世界で、臨床看護師や看護学生に「反省」を無理強いしているようなリフレクションは、ショーンの活躍したアメリカからイギリスを経由して日本に輸入されたものも少なくありません。

本書では折に触れて、私たちのリフレクションが海外から輸入された
リフレクションとは異なることをお話ししてきましたが、こうした状況
に対しては、ゲーリー・ロルフの次のようなことばが、とても示唆に富
んでいると思います。

　「今日の看護師たちは、自分自身の熟達した専門的判断を無視して、
学術的研究者から得られる根拠（エビデンス）を優先するようにますま
す期待されています。こうした学術研究者の多くは、今日の看護実践の
現状を心得ておらず、またそのなかには看護実践に全く携わったことが
ない人もいるのです。ショーンのメッセージは単純で、しかも深遠です。
すなわち、自分自身の経験が私たちの最高の教師であり、私たちの実践
を形づくるのに最も重要で適切な知識は、学術的な理論家や研究者から
もたらされるのではなく、自分自身の実践を省察することから得られる、
というものです」[6]。

　ロルフのことばは、実践家に勇気を与えてくれるものだといってもよ
いと思いますし、彼がショーンの考え方をゆがめてしまったイギリスの
看護師であり看護実践の研究者でもあることについては、感慨深いもの
を感じます。皆さんはこのことばに触れて、どのような感想をおもちに
なったでしょうか。ショーンの考え方もロルフの考え方も、私たちが大
切にしたいことと重なるところが多々あると思います。しかし、その一
方で、翻訳したモデルや手続きを、実践家の思考過程にそのままあては
めようとしたり、反省を無理強いするようなリフレクションを推奨する
人たちと、私たちの立場は明らかに異なっているということも、読者の
皆さんには知っておいていただけたらと思います。

3-3

「臨床の知」の深化と
リフレクション

「臨床の知」の深化としての実践家の成長

　第1章では、実践家の学びの特徴の1つとして、「臨床の知」の獲得について詳しくお話ししました。そこでも触れたように、自分の行った看護や指導場面のなかで、自分にできていることを確かめ、「臨床の知」として自らに身体化している看護や教育についての「知恵」や「技」を自覚化するということは、確実に「自信」へとつながり、その後の対象とのかかわりをとおして培われる「臨床の知」をより豊かなものにしてくれるはずです。

　そこで本章の最後は、このような「臨床の知」の深化とリフレクションの関係についてもお話ししておきたいと思います。

　次のページの**図**は、「臨床の知」の深化としての実践家の成長を表したものです。この図のなかの「明示知」というのは、意識したり、ことばにしたりすることが比較的容易な知のかたちを指しています。

　一方、日々の「実践」をとおして、対象との「かかわりのなか」で培われていく臨床の知とは、自分自身の身体に「暗黙知」として獲得されていくものです。けれども、第1章でお話ししたように、「暗黙知」はそのままでは、ほとんど自分に意識されることはありませんから、「リフレクション」は、このような自らの身体に獲得された「暗黙知」を「自覚化」し、「明示知」へと変えるきっかけとなるわけです。

　ちなみに、図の一番左端は、ほかのものに比べて小さいだけでなく、「明示知」よりも「暗黙知」が小さく描いてあるのは、実践家としてま

図 「臨床の知」の深化としての実践家の成長

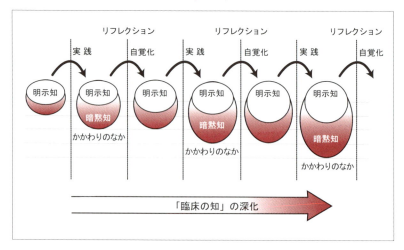

だ駆け出しの時期を表しているからです。

この図をご覧になっていただければ、リフレクションを行う以前よりも、「明示知」のところがひとまわり大きくなっていることがわかるでしょう。それは、自分にできていることの増大として意識され、自分自身の自信へとつながるものだといえるでしょう。

こうして、ひとまわり大きくなった「明示知」は、再び「実践」をとおして、対象との「かかわりのなか」で、「暗黙知」をよりいっそう豊かにたくわえていくことになります。そして、いちだんと大きくなった「暗黙知」は、再び「リフレクション」を行うことで「自覚化」され、さらに、ひとまわり大きな「明示知」へと変わっていくのです。

いかがでしょう。このような「実践」と「リフレクション」の繰り返しをとおして、「臨床の知」が豊かになっていく様子をイメージしていただけたでしょうか。つまり、リフレクションによってもたらされる「自覚化」は、暗黙知を明示知に変え、実践をとおして明示知は再び暗黙知として統合されることで、その人自身の「臨床の知」を豊かにしていくということなのです。こうした「臨床の知」の深化のプロセスは、

「自覚化」を経る以前と以後では、その人自身が大きく変容しているという意味で、実践家の成長と深く結びついています。

　ただやみくもに経験を積み重ねた結果としての「慣れ」ではなく、実践家の成長とは、こうして「自覚化」から導かれた一連の経験が、その後の実践をとおして日常化することで、それほど意識することなく、「大切なこと」が自然と「当たり前のこと」としてできるようになることだといってもよいでしょう。

豊かな実践家の共同体へ

　私たち一人ひとりが「実践家」であるということは、多くの看護師が勤める病院や施設というところは、一人ひとり自律した「実践家の共同体」だと言い換えることができるでしょう。

　ですから、これまでお話ししてきたような「臨床の知」を、折々に仲間と交流し、共有することが可能となれば、「実践家の共同体」の基盤をより確かなものにすることができるでしょう。このことは、看護師や看護を教える人としての個人の成長のみならず、仲間と共に成長していくことにもつながっています。

　たとえば、仲間のリフレクションにプロンプターとしてかかわる機会をもつこともその１つでしょうし、集団でリフレクションを行うことの意義もここにあると思います。

　つまり、リフレクションをとおして、一人ひとりの「実践家の学びと成長」を仲間同士互いに支え合える風土が、「実践家の共同体」をより豊かにするのです。そうした「実践家の共同体」こそが、患者はもちろん、新人やスタッフ、学生など、対象とのかかわりを豊かなものへと変えていくのです。

3　「臨床の知」の深化とリフレクション　　101

引用・参考文献

＊1 藤岡完治, 目黒悟：臨床的教師教育の考え方とその方法. 屋宜譜美子, 目黒悟編：教える人としての私を育てる；看護教員と臨地実習指導者, 医学書院, 2009, p.37-38.

＊2 前掲書＊1, p.35-36.

＊3 フローレンス・ナイチンゲール著, 湯槇ます監修, 薄井担子, 小玉香津子他編訳：看護覚え書；看護であること・看護でないこと, 改訳第7版, 現代社, 2011, p.230.

＊4 ドナルド・A・ショーン著, 柳沢昌一, 三輪健二監訳：省察的実践とは何か；プロフェッショナルの行為と思考, 鳳書房, 2007.

＊5 ドナルド・ショーン著, 佐藤学, 秋田喜代美訳：専門家の知恵；反省的実践家は行為しながら考える, ゆみる出版, 2001.

＊6 ゲーリー・ロルフ著, 塚本明子訳：看護実践のアポリア；D・ショーン《省察的実践論》の挑戦, ゆみる出版, 2017, p.1.

第4章

輝く明日の看護・
指導をめざして

CHAPTER

4-1

リフレクションの経験が
もたらすもの

▍リフレクションの成果とは

　近年、私たちの社会全体は、ますます世知辛い世の中になってきているように感じます。なにかにつけて「効率」や「成果」を求められる昨今の風潮は、実践家にとって必ずしも生きやすい世界とはいえないように思います。それは、リフレクションを取り巻く状況についても然りです。「目標は達成できたのか」「課題は見つけられたのか」「数字はどれだけ上がったのか」「費用対効果は？」など、こうした杓子定規な求めは、実践家の世界（p.14-15）に対する無理解からくるものといわざるをえませんし、実践家から確実に元気を奪うものなのです。

　では、私たちのリフレクションの《成果》とは、どのようなものなのでしょうか。たとえば、看護教育系の学会で看護教員や臨地実習指導者、臨床看護師によって発表された、私たちが推進するリフレクションに関する演題は、この14年間で実に100題を超えるまでになりましたし、本書で紹介した「カード構造化法」のように、私が把握できる範囲だけでも、すでに一万人以上の方に取り組まれている方法もあるほどです。

　また、学会誌[1,2]や紀要[3,4]への投稿以外にも、看護系の雑誌に、看護教員の養成[5,6]や実習指導者の養成[7]はもとより、看護教員の継続研修[8,9,10]、新人看護師やプリセプター、実習指導者など、広く臨床看護師を対象とした研修[11,12,13]のなかに、私たちのリフレクションが取り入れられている様子が紹介されるようにもなってきました。

　けれども、私たちのリフレクションの《成果》とは、このような公に

なっているものばかりではありません。むしろ、この何倍も、何十倍にもおよぶ大勢の看護師の皆さんや、看護を教える人たちによる日々の地道なリフレクションの積み重ねがあるのですし、私たちが大切にしたいのは、そうしたリフレクションの経験をとおして、一人ひとりにもたらされるものでもあるのです。

▶▶患者への思いの変化

たとえば、カード構造化法の実際例として紹介したツリー図（p.46）の左上には、リフレクションを行ったことで得られた気づきとして、次のような記述があります。

「Aさんが繰り返すことばが、どんな意味をあらわしているのかわからなかったという思いが強かった。時間を伝えるだけでよかったのかという思いが残っている。また、家族のことを気にかけていたことを、あらためて思い出した。Aさんの大切な記憶にもふれることができて、よかったなと思うことができた」。

このツリー図を提供してくれた看護師さんは、認知症で繰り返し時間を尋ねてくるAさんとのかかわりに、「時間を伝えるだけでよかったのか」という気がかりを残していたようです。リフレクションを行ったことで、Aさんが繰り返すことばの意味が何か明らかになったというわけではありませんが、気がかりだったかかわりが、「Aさんの大切な記憶にもふれることができて、よかったな」という思いに変化しています。この看護師さんは、「これからは、もっと家族ともかかわる時間をもてるようにしていきたい」と話してくれました。

一見、何気ない患者との日常のかかわりのなかで起きていることを振り返って確かめてみることの意味が、このようなところにこそあるのだと思います。こうしたことは、イメージマップを使ったリフレクションや「再構成」によるリフレクションの実際例を提供してくれた看護師さんたちにも共通することだと思います。

▶▶患者の思いを共有する

57ページのイメージマップを見ると、右下にリフレクションを行って気づいたこととして、「看護につなげるために日々の会話や患者さんからの情報から信頼関係を築けるような関わりをしていた」という書き込みがあります。

このイメージマップを提供しくれた看護師さんは、患者との日々のかかわりをリフレクションするなかで、ほかにも「信頼関係が出来ると患者さんも色々な思いを表出してくれて楽しい」「患者と家族の思いを知っていく」「同じ思いではなくても皆が共有していくことが大切である」「患者さんには色々な思いがあり、カンファレンスで共有することが大切」などとイメージマップに書き込んでいます。

自分一人ではなく、患者の「思いを知り病棟全体で共有することがその人の看護につながっていく」ということは、一見、当たり前のようなことに思われるかもしれませんが、それが患者との日々のかかわりをとおして、自分自身の実感を伴った気づきとして得られたものであるのだとしたら、それは、かけがえのない気づきなのだと思います。このことは、この看護師さんが「Aさんへの看護をすることで新たな気づきと発見があり深められている」とイメージマップに書き込んでいることからも、十分にうかがい知ることができるのではないでしょうか。

▶▶自分にできていることを確かめる

「再構成」シート（p.66）を提供しくれた看護師さんは、この場面を取り上げた理由として、「繰り返し『おかあさん』と大きな声をあげていたときの私のかかわりは、これでよかったのか…」と書いています。

この場面の再構成に目を通すと、「どうしましたか」「○○さん、私でもいいですか」「手をにぎる」「少しそばにいてもいいですか」「ずっとは仕事があっていられないけど、たくさん会いに来ますね」「椅子にす

わって、そばにいる」というように、とても自然なかたちで患者に寄り添うかかわりができているように見えますが、本人にはリフレクションを行うまでその自覚はなかったのでしょう。それが「これでよかったのか…」ということばに表れていると思います。

けれども、場面をとおしての気づきの欄には、「アルツハイマー型認知症で家族が面会に来たことを忘れてしまうため、『誰も助けてくれない、来てくれない』と思ってしまい、寂しさもあって大きな声をあげてしまったと考える。この場合は、寄り添ったり、そばで話を聞き、安心してもらうことが大切ではないかと気づいた」という記載があります。

そして、さらにリフレクション後の気づき・学びの欄には、次のようなことばが記されています。

「日常の場面や何げない様子でも、患者にとっては何かのサインだったりすることもあるため、そのサインに気づいていきたいと考えた。寄りそいや声をかける動作も大切であると検討後、改めて感じることができた。自分一人で行うだけではなく、グループワークをすることで、より深くその場を振り返ることができ、私自身が感じたこと、自分が行動・発言したことは、1つの援助の方法につながっていたと気づくことができた」。

このように、リフレクションを行うことで、自分にできていることが確かめられた経験は、きっと、この看護師さんにとって、今後の患者とのかかわりへとつながる大事な"自信"へとつながることでしょう。

▌ "実践"のなかに体現されるもの

ここまで、リフレクションの経験がもたらすものについて見てきました。本書に実際例を提供してくれた3人の看護師さんの経験が教えてくれるように、私たちのリフレクションの《成果》とは、その人が看護師としてどのように目の前の患者とかかわるか、どのような同僚として仲間にかかわるか、そうした"実践"のなかに体現されるのだといっても

よいでしょう。

　もう1人、以下で詳しく紹介するＭさんの経験も、このことをよりいっそう明確に私たちに示唆してくれるのではないかと思います。

　Ｍさんは総合病院の看護師として10年の臨床経験を経たのち、現在は訪問看護ステーションに勤めています。Ｍさんがイメージマップを使ったリフレクションを行ったのは、訪問看護を始めて7ヶ月が経ったころでした。リフレクションに取り上げたのは、利用者のＡさん夫婦の訪問場面です。リフレクションに先立って、Ｍさんは、Ａさんの状況について次のように話してくれました。

　「Ａさんは、80歳代の女性で強迫神経症の疑いがあり、80歳代のご主人と2人暮らしで子どもはいません。こだわりが強く一日中コロコロをかけ、ウェットティッシュとティッシュで手を拭く行動をずっと繰り返していました。家事はご主人が行っていましたが、昼夜逆転の生活でお互いストレスと疲労がたまり、激しい口喧嘩が増えてきていました。Ａさんは支えがあれば歩行可能ですが、バルンカテーテルが入っており排便時以外は食事も睡眠もリクライニング椅子で1日中過ごしていました。服薬、栄養管理と排尿・排便などの生活を整える支援と、精神的な支えを中心に、週2～3回の訪問を行っていました」。

　図は、Ｍさんがリフレクションを行うきっかけとなった訪問場面についてのイメージマップです。中央の楕円のなかに書かれた「Ａさん夫婦の訪問看護」から、最初に浮かんだことばは「むずかしい」でした。

　Ｍさんによると、「この日の訪問時間に合わせて、自分が使っている椅子を交換してもらいたかったＡさんは、コタツ布団をすべてテーブルの上にあげ、コロコロを隅々までかけて準備万端で待っていた」そうです。また、「ご主人も介護疲れから体調を崩したり、物忘れが目立ったりするようになってきたことで、ご主人のほうにも週に1度は訪問に入っており、この日は夫婦2人の訪問日となっていた」のだと言います。このときのご主人の様子については、「風邪気味で鼻水がズルズルしていましたが、Ａさんにコタツの電源を切られたことで、喧嘩となり、寒

108　第4章　輝く明日の看護・指導をめざして

図　Mさんのイメージマップ

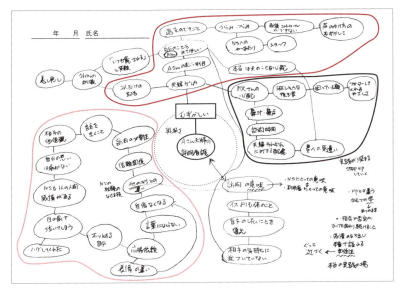

さにブルブル震えながらAさんに背を向けて怒っている状態だった」そうです。

　そこで、Mさんは体調の悪そうなご主人のバイタル測定から始め、喧嘩の仲裁に入りつつ、Aさんに「コタツを入れましょうよ」と声をかけたところ、このことばをきっかけにAさんの表情が一変し、「あたしはこの人のせいでこんなからだになったんだ！　もういい！　あんたはわかってくれない、帰れ！」と凄い形相で怒り出し、手がつけられない状況になってしまったそうです。

　ご主人は「なんでMさんに当たるんだ、悪くないだろう」とフォローしてくれたそうですが、Aさんにとってはそれもおもしろくなかったようです。Mさんが「Aさん、ごめんね。Aさんの体調もお父さんの体調も心配だから帰らないよ」と言って興奮を抑えようとすると、Aさんは、Mさんの手を払いのけ、聞く耳をもってはくれなかったそうです。

　イメージマップの右上には、ラインマーカーで囲まれた部分が2つあ

Ⅰ　リフレクションの経験がもたらすもの　　109

りますが、そこからは、こうした状況に加えて、Ｍさんが「声かけの難しさ」を感じたり、「ショック」を受けたりしていた様子も見て取れるでしょう。さらに、イメージマップの左下の囲みのなかにもあるように、Ｍさんは「帰るわけにもいかず、困り果てて応援を呼んだ」そうです。

　イメージマップのこの部分について、Ｍさんは次のように話してくれました。「すると、数年来のかかわりがあり、信頼関係もある他の看護師が来た途端にＡさんの表情が落ち着き、私もホッとしたと同時にいろいろな感情がこみ上げてきてその場で泣いてしまいました。その姿を見てＡさんは私をハグしてくれたのですが、この部分には、他の看護師との違いに自信がなくなり、相手の価値観を尊重しなくてはと思いつつも、看護師も一人の人間で感情があり、自分の思いは届かないというやるせなさや、ことばにならない思いが表れていました」。

　そして、リフレクションを行ったことでの気づきを、次のように話してくれました。

　「リフレクションを行う前は、ショックな気持ちが大きく、次回の訪問に怖さや不安を感じ、重苦しい気持ちから、振り返りたくないとモヤモヤした感情でいました。

　訪問看護を始めて７ヶ月経ち、この日まではＡさんに受け入れられていると感じていましたが、今回のリフレクションをとおして、あらためてＡさんに起きていることと、自分に起きていたことをていねいに振り返ることで、自分は看護師として“体調を看なければいけない”“椅子のことよりからだが先！”と、自分中心の仕事を優先させ、相手の気持ちに近づいていなかったことに気づきました。

　また、話を聞いてほしい、自分のことを見てほしい、これまでの夫婦の生活歴を知っていてほしいという、利用者にとっての訪問の意味を深く知ることができました。そして、利用者それぞれの生活背景や性格、思いを知り訪問することで、安心できる存在となれるような自分の“なりたい看護師像”が明確となる経験をしていました」。

Mさんの経験を詳しく見てきましたが、読者の皆さんにはどのように映ったでしょうか。利用者とのかかわりにショックを受け、一時は自信を失いかけたMさんでしたが、リフレクションを行う機会を得て、辛かったはずのこの訪問場面が、学びの大きいものへと変容していることがわかると思います。Mさんは今後の利用者とのかかわりに向けて、大事な手がかりを得ただけではなく、自分の目指したい看護師像まで明確にすることができました。Mさんのこのときの喜びは、最後に話してくれた次のことばからも伝わってきます。

　「在宅という日常のなかでの看護は"本当の実践の場"であり、今回の経験は、実践が深まりステップアップしていくための貴重な経験であったと考えることができました。そして、利用者のことを理解したい！同僚と看護観やこれまでの経験を語り合い、分かち合いたい！と思い、リフレクションを行った翌日には、同僚に今回の経験を語ることができました」。

　きっと、Mさんのリフレクションの経験に触れたスタッフも、大いに刺激を受けたことでしょう。このように、リフレクションでの得難い経験を個人のなかでとどめるだけではなく、仲間と分かち合い、互いに看護でつながり合うことができれば、「実践家の共同体」としての基盤もよりいっそう確かなものになっていくのではないかと思います。

　まさに、私たちのリフレクションの《成果》とは、ここで見たように、その人が看護師としてどのように目の前の患者とかかわるか、どのような同僚として仲間にかかわるか、そうした"実践"のなかに体現されるものなのです。

　　リフレクションの経験がもたらすもの　　111

4-2

実践家が元気になれる
世の中にするために

実践家への敬意

　本書では、リフレクションについて理解を深めていただくために、こ
こまで、看護師や看護を教える人が「実践家」であることを強調してき
ましたが、それは、近年あちこちで見聞きするようになった、リフレク
ションを看護師が身につけるべき能力やスキルとして位置づける考え方
にどうしても違和感があるからです。

　もともと私たちのリフレクションが学校教育の世界で授業研究の方法
として生まれたことは、第1章でもお話しましたが、そうした授業研究
をとおして教師の学びと成長を支える私たちの臨床的教師教育は、学校
教育や看護教育の別なく、「教える人」を「自分が計画し、自分が実践
した授業を、自分で研究することをとおして、自分の授業を改善してい
くとともに、人間的にも職能においても自己の成長を図っていく存在で
ある」[14]と考えます。つまり、あくまでも実践や研究の主体は「教え
る人」その人自身であって、訓練や教育されるべき対象（客体）ではな
いということです。

　おそらく、私たちのこうした考え方が、リフレクションを看護師が身
につけるべき能力やスキルとして位置づける考え方に対しての違和感の
もとになっているのだと思います。そこでは、あたかも「看護師」が訓
練や教育されるべき対象（客体）として扱われているようで、看護実践
を切り拓き創造していく「主体」であってしかるべき「実践家」への敬
意が少しも感じられないからです。

112　第4章　輝く明日の看護・指導をめざして

輝ける看護師であるということ

　ただでさえ忙しい日常のなかで、業務をこなすことに精一杯になってしまっている看護師は決して少なくはないでしょう。ともすれば輝きを失いかけている看護師から、さらに元気ややる気を奪い、こうあらねばならないと型にはめ、反省を無理強いしていくようなアプローチが、近年横行しつつある海外由来のリフレクションにほかなりません。その無理強いはとどまることを知らず、今では看護学生にも押しつけられ始めています。

　ここまで本書をお読みくださった皆さんであれば、このような状況に対して、私たちのリフレクションが、それを経験した人たちに元気をもたらし、豊かな明日の看護・指導へとつながるものであることに疑いを差し挟む余地はないと思います。臨床の場で元気に輝いて見える看護師の姿は、新人や学生の目にはきっと憧れのまととして映るでしょうし、読者の多くの皆さんも、きっと、くたびれたはてた自分ではなく、輝ける自分でありたいと望むはずです。

　「実践家」にとって、自らの実践を探究し、自らの実践に学ぶということは、とても大切なことです。ですから、教える人だけでなく、看護師にとっても、自らの実践を探究する方法として、ぜひ皆さんには、本書で紹介したリフレクションに取り組んでいただければと思います。

　実際、本書でも折に触れ紹介してきたように、近年は看護教員や実習指導者によるリフレクションだけでなく、病院や施設で教育の役割を担う看護師の皆さんによるリフレクションの取り組みも増えてきました。また、新人看護師や中堅看護師の皆さんによる看護実践のリフレクションもすでに始まっています。こうした取り組みがよりいっそう広がり、一人でも多くの看護師や看護を教える人が「実践家」として元気になれたとしたら、すばらしいと思います。ぜひ、皆さん、そうした実践家が元気になれる世の中にしていきましょう!!

2　実践家が元気になれる世の中にするために　113

引用・参考文献

＊1 永井睦子, 堀金幸栄, 池田瑞穂, 目黒悟：カード構造化法による看護教員の授業リフレクションに関する研究, 日本看護学教育学会誌, 16（2）, 2006, p.27-34.

＊2 永井睦子：看護教育における省察的実践理論の展開, 日本プライマリ・ケア連合学会誌, 33（4）, 2010, p.427-430.

＊3 永井睦子, 斉田まち子, 樋渡明美, 高坂彰, 目黒悟：授業リフレクションの導入による看護教員の経験；授業評価から授業リフレクションへ, 神奈川県立平塚看護専門学校紀要第13号, 2007, p.1-8.

＊4 高坂彰, 永井睦子, 宮河いづみ, 目黒悟：授業リフレクションにおけるプロンプターの経験；学校全体で看護教員同士が授業リフレクションを行っていくことの意義, 神奈川県立平塚看護専門学校紀要第14号, 2009, p.26-30.

＊5 澤清美, 屋宜譜美子, 目黒悟, 永井睦子, 髙石理惠子：教える人への学びを支援する―奈良県における看護教員養成の取り組み, 看護展望, 39（3）, 2014, p.80-87.

＊6 波多野文子, 中本啓子, 水馬朋子：教育を楽しみ, 自ら成長できる専任教員を育成する教員養成講習会をめざして；広島県の取り組み, 看護教育, 56（6）, 2015, p.541-547.

＊7 目黒悟, 斎藤みすず, 永井睦子, 金ひとみ, 櫻庭真澄, 鎌田奈都子, 他：特集本当の指導につながる実習指導者育成の改革, 看護展望, 42（2）, 2017, p.13-51.

＊8 波多野文子, 田口早苗, 佐々木幸江：広島県専任教員継続研修の試み・3,「交流」を取り入れた新任教員研修の実際, 看護教育, 54（1）, 2013, p.49-53.

＊9 吉岡正子, 江田柳子：福岡県看護協会が運営する専任教員に対する"継続教育", 看護展望, 39（10）, 2014, p.36-43.

＊10 湯谷孝太郎, 岡本裕子, 堀裕子, 内田武将, 波多野文子：複数の学校の教員が参加して行う授業リフレクション；チームの立ち上げから学校の垣根を越えての実施まで, 看護教育, 55（3）, 2014, p.204-208.

＊11 水野伊津子, 森下裕子, 吉越洋枝：新人看護職員と実地指導者が共に学ぶ, 多施設合同研修①, 看護展望, 39（10）, 2014, p.80-86.

＊12 森下裕子, 泊瀬川紀子, 長谷川美枝子, 小野敬子, 目黒悟：新人看護職員と実地指導者が共に学ぶ, 多施設合同研修②, 看護展望, 39（11）, 2014, p.78-87.

＊13 渡辺加菜子：カード構造化法によるリフレクションを用いた振り返りの意義, 看護人材教育, 9（4）, 2012, p.75-80.

＊14 目黒悟：教える人としての私を育てる. 屋宜譜美子, 目黒悟編：教える人としての私を育てる；看護教員と臨地実習指導者, 医学書院, 2009, p.194.

索 引

あ 行

アーネスティン・ウィーデンバック
――――――――――― 6，61
アウェアネス（awareness）―― 95
暗黙知 ――――――――― 23，99
一回性 ―――――――――― 10
今、ここで ―――――――― 10
イメージマップ
――――― 35，52，58，106
イメージマップを使ったリフレク
ション ――――― 35，52，53
印象カード ―――― 40，44，48
援助へのニード ――――――― 6
教える人 ―――― 6，19，112
教える－学ぶの関係 ――――― 9

か 行

カード構造化法 ―― 34，37，48
「鏡」としてのリフレクション ― 96
輝く明日の看護・指導 ――― 103
輝ける看護師 ―――――― 113
学習者 ――――――――――― 7
語り ――――――――― 28，71
語りを促進する「聞き手」（「プロ
ンプター」）――――― 32，86
看護学生 ―――――― 33，50
看護観 ―――――――――― 20
看護管理者 ――――― 18，49
看護教育 ―――――― 33，52

看護教員 ―――――――― 104
看護師モードのスイッチ ― 47，58
看護する－看護されるの関係 ―― 9
「看護」と「教育」の同形性 ―― 6
観察者 ――――――― 73，76
患者への思い ――――――― 105
関連カード ―――――― 40，41
聞き手 ―――――――― 32，87
気づき ――――― 27，59，95
「気づき」による学び ――――― 91
客体 ―――――――――― 112
共育 ―――――――――― 60
教育観 ―――――――――― 20
教育担当者 ―――――――― 48
教育的なかかわり ―― 6，12，48
ケア ―――――― 6，10，23
経験 ―― 28，73，88，107，111
系のなか ――――― 73，78，96
系の外 ―――――――――― 78
ゲーリー・ロルフ ―――――― 98
行為についての省察 ―――――― 97
行為の中の省察 ――――――― 97
（ツリー図の）考察 ―――― 38，44
コブラナース ――――――― 21
個別性 ―――――― 7，18，81

さ 行

再構成 ――――― 35，61，65
「再構成」シート ――――― 63，65

「再構成」によるリフレクション
　　　　　　　　　　── 35，61，62
支え合う風土 ────────── 91
「参加者用振り返りシート」を使っ
た集団によるリフレクション ── 35
自覚 ──────────── 24，95
自覚化 ───────────── 28，99
試行錯誤 ─────────── 14
自信 ──────────── 24，99
実習指導 ──────── 50，52，60
実習指導者 ────────── 104
実践 ──── 13，19，25，32，91
実践家 ──────── 13，104，112
実践家が元気になれる世の中
　　　　　　　　　　── 91，112
実践家の共同体 ──────── 101
実践家の思考過程 ────── 25，98
実践家の成長 ───────── 99
実践家の世界 ──────── 14
実践家の専門性 ──────── 23
実践家の学び ──────── 17，32，91
実践家への敬意 ──────── 112
実践の探究 ──── 24，50，61，96
実践の振り返り ──────── 92
指導 ─────────── 3，19，27
指導場面 ───────── 26，49
支配－被支配 ──────── 89
自分に経験された事実
　　　　　　── 28，74，77，79
自分のことば ── 27，37，48，74
自分の実践に学ぶ ──────── 17
集団によるリフレクション
　　　　　　　　── 35，71，76

授業研究 ──────── 2，94，112
主体 ──────────── 14，112
省察 ──────────── 93，97
省察的実践家 ──────── 97
進行役 ──────────── 73，77
新人看護師 ──────── 21，49，73
身体化 ──────────── 24
ズレ ──────────── 80
セルフ・リフレクション ──── 76
先輩看護師 ──────── 22
相互性 ──────── 7，79，90
操作性 ──────────── 88
その時、その場 ──────── 10，61

た 行

対象化 ──────────── 96
対話 ──────────── 90
対話によるリフレクション ── 35
互いの違い ──────────── 75
知恵 ──────────── 23
直感 ──────────── 41，48
ツリー図 ──────── 38，44，51
ツリー図の作成 ──────── 38，40
手がかり ──────── 19，26，59
ドナルド・ショーン ──────── 97

な 行

ナイチンゲール ──────── 17，95
生身の人間 ──────── 13，19
慣れ ──────────── 24，101
日常的な振り返り ──────── 92

「日記調」形式による実践報告 — 34
ねがい ——————— 69，91

は 行

反射 ———————————— 96
反省 ———————————— 93
反省的実践家 ——————— 97
非操作 ——————————— 88
ビデオ係 ————————— 75
ビデオを使ったリフレクション
——————————————— 34
フィードバック ————— 11
フィードフォワード —— 12，27
不足の指摘 ——————— 25，94
振り返って確かめる —— 25，59
プリセプター ——— 48，60，73
プロセスレコード ——— 62，69
プロンプター
——— 44，47，58，69，77，86
プロンプターの由来 ——— 86
蛇に睨まれた蛙 ————— 21

ま 行

学びの操作 ——————— 89
学びの履歴シート ——— 34
明示知 ———————————— 99
物作りの世界 ——————— 10

や 行

役を演じる人 ————— 73，78
誘導 ———————————— 88

ら 行

ラベリング ——————— 41
ラベル ———————— 38，41
リフレクション
— 2，25，32，86，92，99，104
リフレクションシート ——— 34
リフレクションの種類と方法 — 34
リフレクションの成果 —— 104
臨床看護師 ————— 36，104
臨床看護の本質 —————— 6
臨床的教師教育 ———— 112
臨床の知 ————— 23，99
「臨床の知」の獲得 ——— 23
「臨床の知」の深化 ——— 99
臨床の場 ——————— 2，9
ロールプレイ —————— 73

わ 行

枠組み ————————— 20，81
枠組みを問い直す ——— 20
技 ———————————— 23

目黒 悟（Satoru Meguro）

元藤沢市教育文化センター主任研究員

多摩美術大学附属多摩芸術学園映画学科卒業。1986年より2020年3月まで藤沢市教育文化センターに所属。故藤岡完治と構想した「教育実践臨床研究」の推進とそれを支援する「臨床的教師教育」を実践。日々、小・中・特別支援学校や看護師養成機関の先生方、臨床で現任教育を担当されている方々と一緒に、授業者と学習者の「経験」を大切にした授業研究に取り組むとともに、全国各地で講演や研修を行っている。目下の関心は、何よりも実践家が元気になれる世の中にすること。

主な著書に『看護教育を拓く授業リフレクション―教える人の学びと成長』（メヂカルフレンド社）、『看護教育を創る授業デザイン―教えることの基本となるもの』（同）『看護の学びを支える授業デザインワークブック―実りある院内研修・臨地実習・講義・演習に向けて』（同）、『教えることの基本となるもの―「看護」と「教育」の同形性』（同）、編著書に『教える人としての私を育てる―看護教員と臨地実習指導者』（医学書院）、『豊かな看護教育を創る授業デザイン・授業リフレクションの実際【講義・演習編】【臨地実習編】』（メヂカルフレンド社）などがある。

臨床看護師のための授業リフレクション
輝く明日の看護・指導をめざして　　定価（本体2,000円＋税）

2019年 7 月29日　　第 1 版第 1 刷発行
2023年12月15日　　第 1 版第 3 刷発行

著　者　　目黒　悟 ©　　　　　　　　　　　　　　〈検印省略〉

発行者　　亀井　淳

発行所　　**株式会社 メヂカルフレンド社**

〒102-0073　東京都千代田区九段北 3 丁目 2 番 4 号
麹町郵便局私書箱48号　電話 (03) 3264-6611　振替00100-0-114708
https://www.medical-friend.jp

Printed in Japan　落丁・乱丁本はお取り替えいたします　ISBN978-4-8392-1642-9　C3047
印刷／大盛印刷㈱　製本／㈲井上製本所　　　　　　　　　　　　　　106097-083

本書の無断複写は、著作権法上の例外を除き、禁じられています。
本書の複写に関する許諾権は、㈱メヂカルフレンド社が保有していますので、複写される場合はそのつど事前に小社（編集部直通 TEL03-3264-6615）の許諾を得てください。